中医心阅

医话

谢新才 孙悦 著

全国百佳图书出版单位
中国中医药出版社
·北京·

图书在版编目（CIP）数据

医话/谢新才，孙悦著．—北京：中国中医药出版社，2023.6
（中医心阅）
ISBN 978－7－5132－8081－5

Ⅰ．①医…　Ⅱ．①谢…　②孙…　Ⅲ．①医话－汇编－中国－现代　Ⅳ．①R249.7

中国国家版本馆CIP数据核字（2023）第043924号

中国中医药出版社出版
北京经济技术开发区科创十三街31号院二区8号楼
邮政编码　100176
传真　010－64405721
万卷书坊印刷（天津）有限公司印刷
各地新华书店经销

开本 880×1230　1/32　印张 7.5　字数 135千字
2023年6月第1版　2023年6月第1次印刷
书号　ISBN 978－7－5132－8081－5

定价　39.00元
网址　www.cptcm.com

服务热线　010－64405510
购书热线　010－89535836
维权打假　010－64405753

微信服务号　zgzyycbs
微商城网址　https://kdt.im/LIdUGr
官方微博　http://e.weibo.com/cptcm
天猫旗舰店网址　https://zgzyycbs.tmall.com

如有印装质量问题请与本社出版部联系（010－64405510）

张　序

习近平总书记在中国中医科学院成立60周年的贺信中提道："中医药学是中国古代科学的瑰宝，也是打开中华文明宝库的钥匙。"指出了中医学的学科属性：有深厚中华哲学底蕴的古代医学科学。

中医药学有几千年的文字记载历史，在保障民族昌盛、维护百姓健康中发挥着重要作用。中医药学一直延续不断，并且历久弥新，学术长青，至今仍然是医药卫生的重要力量，发挥着不可替代的作用，中西医并重成为我国医药卫生领域的最大特色和优势。

近百年来中医药也面临着严峻的考验，经历了跌宕起伏，生死存亡的艰苦历程，特别是在"五四运动"后的新文化运动及改革开放初期两个阶段表现得更为明显。当前也还有质疑中医科学性的声音。实践是检验真理的唯一标准，从2003年的严重急性呼吸综合征（SARS）到当下的新型冠状病毒感染（简称“新冠”），突如其来的疫情是一场闭卷考试，没有试剂，没有疫苗，没有特效药，世界各国的医疗系统站在了同一起跑线上。我们用一个半月的时间控制了第一波疫情的发展，三个月实现社会面基本清零，取得了阶段性的胜利。在这场与生命赛跑的战役中，中医的早期介入，全程参与，有效控制转重率，对重症患者采取中西医结合救治，降低了死亡率，提高了治愈率。所筛选出的“三药三方”也是出自古代经典。在中医药整建制接管的江夏方舱医院中，更是交出了患者零转重、零复阳、医护零感染的出色答卷。中西医结合、中西药并用成为中国抗疫方案的亮点，也是中医药守正创新的一次生动实践，也为世界抗疫贡献了东方智慧，受到世界卫生组织（WHO）专家组的高度评价。

当前在我国有中西医两套医学体系，两套医学是根植于东西方文化土壤的不同的医学体系。二者站在不同的角度看待人体健康，哲学思想和诊疗方法并不相同，但是二者并不存在根本矛盾，其共同目的都是为了解除患者病痛。二者各有优势，可以优势互补，但不能相互替代。数十年的实践证明，中西医结合是解决重大疑难、治疗复杂疾病的好方法。要正确看待中西医的关系，不要轻易排斥任意一方，而要结合临床问题，将二者有序结合运用，取长补短，发挥各自优势。在“新冠”重症患者的救治中，就充分体现了中西医结合的优势，挽救了一批患者的性命。

毛泽东主席曾在《讲堂录》笔记中写道："医道中西，各有所长。中言气脉，西言实验。然言气脉者，理太微妙，常人难识，故常失之虚。言实验者，求专质而气则离矣，故常失其本，则二者又各有所偏矣。"一语道破中西医、宏微观脱节的问题。钱学森教授曾指出：中医是系统科学，是人类顶级的生命科学，是地地道道的尖端科学，21世纪医学的发展方向是中医而不是西医，西医也要走到中医的道路上来。汤钊猷院士更是前瞻性地提出用中医的智慧统率西医的技术是未来医学的方向。

新时代中医高质量发展，必须坚持传承精华、守正创新这个原则不动摇。中医不能再仅仅满足于疗效，须突破贯通宏观与微观的交界，融合现代科技以为己用；不仅用循证方法提供中医治疗方法的有效性证据，而要用现代科技手段，从微观领域讲清楚、说明白中医药的作用机制。中医人要紧紧把握天时、地利、人和的历史性机遇，肩负时代使命，增强民族自信，勇攀医学高峰，为中华民族伟大复兴和人类健康命运共同体的进步做出更大贡献。

谢新才、孙悦两位医生长期从事中医药临床工作，在临证实践中勇于探索，勤于思考，积极开展应用包括现代医学的现代科技手段研究、解释中医药治病原理，以及经络的现代生物学基础，开拓新的研究方向，大胆提出新观点、新理念，给人以启迪，令人耳目一新。

两位医生所著的《中医心阅》丛书，由中医基础到针药临床再到思路探讨，在理论上进行了阐述。翻阅书稿，能感受作者探求医道的勤奋和维系健康的初心。我更希望能够有越来越多的中医从业人员，能够在本职工作之外，潜心问道，博观约取，厚积薄发，也期盼更多的中医药人像两位作者一样，在临床实践中，深究学问，有所进取，推动中医药事业可持续发展。

有感而发，谨以为序。

张伯礼

中国工程院院士　国医大师

天津中医药大学　名誉校长

中国中医科学院　名誉院长

2023年2月于天津团泊湖畔

丛 序

中华民族不仅创造了灿烂辉煌的文明，孕育了魅力多彩的文化，我们的祖先更是在实践的基础上创立了中医学理论，其后经历代先贤的不断完善充实，成为华夏民族生命健康的守卫者。纵观中医学术发展史，几次大的飞跃和几个最为繁荣的发展阶段，都与中医药治疗急危重症密切相关。据《中国疫病史鉴》记载，自西汉以来的2000多年里，中国先后发生过321次流行疫病，除了以药物治疗传染病，古代医者还总结出隔离检疫、消毒、保持良好的环境和个人卫生、“未病先防”等经验，在有限的地域和时间内控制住了疫情的蔓延，护卫着中华民族的繁衍昌盛。

以往人们心目中的“中医是慢郎中”“急救要靠西医”“中医只是作为辅助医学”的认识是有偏颇的。2003年的严重急性呼吸综合征（SARS），以及近几年来的新型冠状病毒感染，中医团队取得了振奋人心的成绩，这让我们不得不重新审视中医。中医是科学，中医能在急危重症中发挥重要作用……已是不争的事实。中西医经过了百年的碰撞，在此刻双方都面临着巨大的挑战和机遇，它们的关系该是“陆海空”，不是“魏蜀吴”。

100多年前山河破碎，民族危亡，五四运动将“爱国、进步、民主、科学”作为那个时代青年的追求和践行的信念，奏响了浩气长存的爱国主义之歌。70多年前，国家新建，百废待兴，一大批知识分子以科学兴国为己任，为新中国建设立下了不朽功勋，推动了新中国在多个领域实现零的突破。40年多前，改革开放，百业待举，一大批知识分子勇立改革潮头，在经济、科技、教育等各个领域敢闯善创、建功立业，成为推动科技进步和经济发展的中坚力量。如今进入21世纪，这是新一轮科技革命与产业变革到来的新时代，是人文社科与自然科学交叉前沿领域的新时代。

九三学社作为以科学技术界高、中级知识分子为主的联盟，召集学社内专业人才，坚持中西医并重。中医药事业的传承创新发展不仅是深入贯彻党中央的精神，也是作为中华儿女的责任担当，更是为了全人类的生息繁衍。

两位作者作为九三学社社员，能够勤学深思、守正创新，提出自己的新观点、新思路，展现了当下中医人强烈的社会责任感和历史使命感。书稿中对中西医的认识和未来发展的见解让我感触颇多。同是为人类健康服务的医疗体系，就不该相互排斥。学科间应该开放包容、交流互鉴，只有持续的学科融合，才能推动学术创新。将微观认识引入中医，用宏观思维指导科技发展，通过宏、微观的有机结合，不但证实了中医学的科学性和有效性，也推动了科技的进步，有望开创医学的新时代。

在实现中华民族伟大复兴的关键时期，振兴中医药是民族复兴的重要战略，我希望能有更多的社员及中医从业者，能够明德笃行，砥砺奋进。中西医的融合之路任重而道远，除了科技的支持，更需要忧国忧民的情怀和“敢为天下先”的魄力。经历了峥嵘岁月，方可知不负韶华；未承受挫折磨砺，怎可谓不忘初心。

丛斌

九三学社第十五届中央委员会副主席

中国工程院院士

2023 年 1 月

邹　序

中医药学源远流长，昔岐黄问答，奠定了中医理论基础；神农本草，搭建了中药框架。汉代仲景华佗，医之圣也，创立了临床医疗之精髓。其后中医诸家对中医药学的发扬光大做出了重大贡献，使得中医药成为人类伟大的宝库。

谢新才是我的大学同窗，自少年时受其伯父行医影响，即喜爱中医学，高考时义无反顾地选择了中医学。回首20世纪80年代，我这位同窗，在课堂上从不懈怠，仿佛要把老师所讲的每一个字义都印在脑海里；在图书馆、阅览室里，老师被“逼”让他可以“随心所欲”地畅游书海；你若劝他攒钱买件新衣服，他是舍不得出手，但若在书店里找到一本医书，他会毫不吝惜；你约他出去娱乐他可没时间，要是邀他去拜访哪位名医或是有一技之长的民间高手，他必定欣然前往；平时看似温和的他，却会因为一个专业问题和同学争辩个面红耳赤；要是跟他闲谈，他是个很寡言的人，要是听他聊医学，“侃侃而谈”是不为过的；大学的生活是丰富多彩的，我们在谈人生、谈理想、谈恋爱，他却在谈医学的未来……在我们这些同学的眼中，甚至调侃他不食人间烟火，整天都在做“梦”一般，他对专业的学习已经达到了如痴如狂的状态。正是这种疯狂的状态，让他畅游杏林医海，门门功课优秀，历年成绩名列前茅。及至毕业之时，他的各种笔记和书籍占据两大木箱之多，可见他当年对中医学的学习和思索是多么地投入。毕业后他被分配到赣县江口卫生院，30 年前的乡下，经济还是很拮据的，你开三五天的药患者是不会付费取药的，他们通常只拿一天的药，吃了药症状至少要改善 50%以上，第二天才会再拿一剂药。只有这样的历练，才能迫使临床医生尽快提升，也正是在这样的条件下，使得谢新才对药物的运用认识到位，同时养成了选药少而精、处方轻巧灵动的风格。他凭借深厚的中医功底，不多时便小有名气了。他当然不会停下前进的脚步，由于对中药的感悟已经得到了修炼，但对针灸的疗效还有些不满，因此于 20 世纪 90 年代初考研进入北京市中医研究所，师从国医大师贺普仁教授。从农村到县城，由县城到京城，环境变了，条件变了，周围的人也变了，但他对医学的“疯狂”始终没有改变。跟随贺老的学习，是他对针灸的再认识和突破。在贺老的学生当中，谢新才的问题最多，每每拉着老师一问就是几个时辰，深得其真传精髓。谢新才留在北京中医医院工作后，在繁忙的临诊中，仍不断思索中医，勤求古训，深入研究中西医的融合与发展，并提出很多设想和问题，推陈出新，引发社会大众对中医的兴趣，启发医学从业人员对医学思考的视角。此次出版的《医话》是谢新才临床多年的探索心得，论述密切联系临床，精湛允当，尤其是关于临床诊病的思维模式和程序要领，不论是对初入临床的医生还是从业多年的医生都有很大的启发作用。对某些疑难病症，他从临床实战中总结提炼，所得出的结论是经得住实践检验的，对于棘手的病例大家可以尝试其中的思路。同窗好友提出让我作序，我感觉把他的求学之路介绍给读者，是对《医话》的补充，每一位优秀医师的养成都不是一蹴而就的，光环的背后是无数的汗水和努力，也希望中医的后辈学生能够如此精勤不倦，初心不改。

邹胜祥

广东省东莞市清溪医院主任医师

广东省东莞市名中医药传承指导老师

2023年1月

自　序

文化是一个民族的“精神基因”，中华民族的传统文化是中华儿女发展的不竭动力，创造了灿烂辉煌的华夏文明。

一个民族的延续，首先是生存与健康。春秋战国时期是我国历史上的大变革时期，也是中国文化的形成期，也正是在这一阶段，中医学第一部典籍《黄帝内经》问世，它标志着中医学理论体系的形成。其后历代医家用自己的医术和仁心推动着医学的发展，中医守护着中华民族的生命健康，至今已有2000多年。

时至今日，中西医并存，各有所长，未来医学的路何去何从，一直是人们关注的话题。2000多年前的科学技术有限，我们的先贤用宏观的方法探寻生命的密码。随着时代的变迁，我们需要融合现有的科技力量，推动中医的现代化，开拓医学的未来。

钱学森教授是举世瞩目的科学家，对哲学、科学、医学都有独到的见解。在有关人体科学的论述中，他提出医学的前途是中医现代化，而不在于什么其他途径。同时他指出，将来的医学一定是熔中医、西医及各民族医学于一炉的新医学。

中医的宏观思维和西医的微观科技怎样融合，新的医学如何诞生，什么才是中医的现代化，正是我们想要在此书中探寻的。

“欲人勿疑，必先自信”，习近平总书记多次提及文化自信，绵延几千年的中华文化，为中国社会发展提供了深厚基础。正是充沛的文化自信与博大的文化胸襟，才让我们拥有海纳百川的气度和魄力，在坚持自我的同时汲取他人的优势，才能拥有无比广阔的舞台和不断前进的动力。

疗效才是评价医学的金标准，中医历经数千年的临床验证，我们应该充分自信。随着中华民族迎来伟大复兴，通过全体医学工作者的努力，将宏观与微观全面融合，中医学必将引领新医学体系的形成，更好地守护人类健康事业。

谢新才　孙悦

壬寅年孟冬

目　录

第一章　基础临床

第一话　骨关节病患者应慎食酸冷之物

眼下，面对很多人，问之："为什么常吃水果?"即答："补充维生素。"再问："为什么爱喝醋?"对曰："软化血管，降血脂。"而笔者接诊的骨关节病患者大多数与过食酸冷之物有关。

骨关节病是一种以局部关节软骨退变，骨质丢失，关节边缘骨刺形成及关节畸形和软骨下骨质致密为特征的慢性关节疾病，又称骨关节炎、退行性骨关节病、增生性关节炎、老年性关节炎。其好发于50岁以上人群，女性多于男性，不同程度地影响中老年患者的生活质量。临床表现为反复发作性关节疼痛，渗出性滑膜炎，关节僵硬和进行性运动受限。本文所谈论的骨关节疾病，还包括颈腰椎病、风湿性关节炎、类风湿关节炎、强直性脊柱炎等以关节疼痛、肿胀、活动不利为主要表现的疾病。

中医学认为，骨关节病的发生多与脾肾相关：脾主运化，主四肢关节，为后天之本、气血生化之源，脾胃功能正常，则所化生的水谷精微灌溉周身，脏腑经络、四肢百骸、筋脉肉皮等组织皆可得到充分的营养；肾主骨生髓，主藏精，为先天之本，骨骼是否健壮主要赖于肾气的旺盛与否。总之，只有脾肾功能正常，四肢关节才能进行正常的功能活动。

以往骨关节病的治疗常以滋补肝肾、强筋壮骨、活血通络立法，并嘱患者避免过度劳累。通过多年的临床观察，笔者发现脾胃功能失调与骨关节病的发生有着密切的关系。若脾胃受损，运化失职，则饮食营养吸收障碍，气血生化乏源。气生不足则皮肉不充，肌腠不固，一则给外邪的入侵创造了有利条件，二则正虚无力托邪外出，邪气留恋，久而内舍于脏腑，进一步损伤脏腑的功能，加速疾病的发展。血化不足则筋无所养，痿而不用。津液不足则不能濡润骨节，故滑动不利；且津液乏源，则髓海空虚，肾精失充，导致骨无所养，骨痿而弱。由此笔者认为，顾护脾胃的观念在骨关节病的治疗中亦是尤为重要的。古人治病，必护胃气，体现“胃气一败，百药难施”，如《伤寒论》强调“勿犯胃气”，李东垣在《脾胃论》中提出“内伤脾胃，百病由生”。

所以在治疗骨关节病的同时，还应注意饮食禁忌。饮食物同药物一样，也有寒热温凉之性和五味之不同，应结合个人体质，充分发挥其补益和滋养作用，最大限度地降低对人体的损伤。倘若饮食失调，则对机体有害无益，从而成为机体致病因素之一。《素问·生气通天论》云："阴之所生，本在五味，阴之五宫，伤在五味。"人体的精神气血都由五味所资生，五味与五脏各有其亲和性，如《素问·至真要大论》云："夫五味入胃，各归所喜，故酸先入肝，苦先入心，甘先入脾，辛先入肺，咸先入肾。"如果长期嗜好某味食物，可偏胜本脏之气，按五行乘侮间接伤损他脏，扰乱五脏之气的生克制化关系，从而导致疾病的发生。《素问·生气通天论》记载："是故味过于酸，肝气以津，脾气乃绝。味过于咸，大骨气劳，短肌，心气抑。味过于甘，心气喘满，色黑，肾气不衡。味过于苦，脾气不濡，胃气乃厚。味过于辛，筋脉沮弛，精神乃央。是故谨和五味，骨正筋柔，气血以流，腠理以密，如是则骨气以精，谨道如法，长有天命。"

中医学认为，酸入肝，肝属木，木旺则克土，所以说"酸伤脾"，过食酸品则损伤脾土，脾虚则气血乏源，筋失所养；子行亢盛，劫夺母行，则母行虚衰，肝旺而下劫肾阴；再者，肾主北，在天为寒，在地为水，属阴中之阴而内藏元阳，故有"寒伤肾"之说，肾主骨生髓，肾虚则髓干骨枯，关节失利。由此认为过食酸冷会诱发或加重骨关节病。

西医学也认为人体血液的 pH 值在 7.35～7.45 之间，呈弱碱性。若体液的 pH 值在 7.35 以下，身体处于健康和疾病之间的亚健康状态，医学上称其为酸性体质者。与碱性体质者相比，酸性体质者常会感到身体疲乏、记忆力衰退、注意力不集中、腰酸腿痛。

如何“谨和五味”呢?《素问·脏气法时论》提出“五谷为养，五果为助，五畜为益，五菜为充，气味合而服之，以补精益气”，意在告诫人们当注意饮食搭配，五味和合，谷肉果菜，合而服之，避免偏嗜，以此调节人体阴阳之平衡。五谷可以提供生命所必需的能量；五畜含有优质蛋白，可以促进人体生长发育，修补机体组织，弥补植物蛋白在质量上的不足，补益五脏；五菜含有大量的维生素、钙、钾、镁、铁等营养素，以充养脏腑；五果所含的维生素、微量元素等则作为辅助的营养物质。由于现在生活条件改善，很多人认为水果富含维生素、纤维素、微量元素，多吃有益，甚至以水果代替正常饮食，殊不知水果虽好，但绝非多多益善。因为多数水果性偏寒凉，味偏于酸，所以提醒骨关节病患者不可过食水果。

临床上因过食酸冷饮食而引发或加重骨关节病的案例屡见不鲜，如：王某，女，75岁，因“膝关节疼痛3年余”经多方治疗症状均未得到缓解，每日痛苦不堪，遂到笔者处求治。X线片：膝关节退行性变。追问其个人生活史，知其平素喜食水果，尤其是橙子和苹果等，于是嘱患者禁食水果，经治2周后症状即基本缓解。所以笔者在治疗骨关节病患者时，大多要求患者少吃或不吃酸冷饮食，症情一般都能迅速减轻。须知，再好的东西，也都有适合与不适合。水果是好东西，但并不是每个人都适合吃。切不可盲目追求“补充营养”，忽视个人体质，因饮食不慎而影响身体健康。

特别提示：骨关节病患者应慎食，甚或禁食酸冷之品。酸冷之品即味酸性寒的食物，主要包括醋、酸味水果、酸奶、冷饮和多种饮料，尤其是碳酸饮料等，待症情缓解后仍应少吃。

（谢新才）

第二话 谈谈构建新医学模式（纲要）

一、内篇

（一）哲学

1. 阴阳学说——既定的相对论

中医学理论中的阴阳学说，是给对立统一的双方赋予了既定的属性。

2. 五行学说——核心与环节

五行学说是对事物各个环节及其相互作用的高度概括，涵盖了事物前进发展的基本方式、新三论、老三论、反馈与负反馈等范畴，应该作为新医学理论的核心内容。

3. 周易学说——天地人之道，用数码总统

周易作为探讨宇宙间事物运动变化规律的学说，其六十四卦模式与微观领域的64个基因密码子规律相通。

4. 运气学说——五年一运

大自然的发生发展同样存在一定的规律性，天人相应、阴阳五行与之密切相关。

（二）对人体的认识

1. 生物性——动物，人系倮虫属土

倮虫是古代动物的类别，为古代所称的“五虫”之一，总称无羽毛、鳞甲蔽身的动物（“倮”同“裸”）。《礼记·月令》云：“其虫倮。”孙希旦集解：“凡物之无羽、毛、鳞、介，若鼃（蛙）、螾（蚓）之属，皆倮虫也。而人则倮虫之最灵者。”

2. 生理规律——五、十

《灵枢·天年》记载：“岐伯曰：人生十岁，五脏始定，血气已通，其气在下，故好走。二十岁，血气始盛，肌肉方长，故好趋。三十岁，五脏大定，肌肉坚固，血脉盛满，故好步。四十岁，五脏六腑、十二经脉皆大盛以平定，腠理始疏，荣华颓落，发颇斑白，平盛不摇，故好坐。五十岁，肝气始衰，肝叶始薄，胆汁始减，目始不明。六十岁，心气始衰，苦忧悲，血气懈惰，故好卧。七十岁，脾气虚，皮肤枯。八十岁，肺气衰，魄离，故言善误。九十岁，肾气焦，四脏经脉空虚。百岁，五脏皆虚，神气皆去，形骸独居而终矣。”

《论语·为政》：“吾十有五而志于学，三十而立，四十而不惑，五十而知天命，六十而耳顺，七十而从心所欲，不逾矩。”

5～10 年可作为生理变化的一个时间节点。

3. 生殖规律——女七男八

《素问·上古天真论》：“岐伯曰：女子七岁，肾气盛，齿更发长；二七而天癸至，任脉通，太冲脉盛，月事以时下，故有子；三七，肾气平均，故真牙生而长极；四七，筋骨坚，发长极，身体盛壮；五七，阳明脉衰，面始焦，发始堕；六七，三阳脉衰于上，面皆焦，发始白；七七，任脉虚，太冲脉衰少，天癸竭，地道不通，故形坏而无子也。丈夫八岁，肾气实，发长齿更；二八，肾气盛，天癸至，精气溢泻，阴阳和，故能有子；三八，肾气平均，筋骨劲强，故真牙生而长极；四八，筋骨隆盛，肌肉满壮；五八，肾气衰，发堕齿槁；六八，阳气衰竭于上，面焦，发鬓颁白；七八，肝气衰，筋不能动；八八，天癸竭，精少，肾脏衰，形体皆极，则齿发去。”

4. 男女差异——阴阳之道

《素问·著至教论》：“此皆阴阳表里上下雌雄相输应也。”

5. 体质差异——二十五

《灵枢·阴阳二十五人》：“黄帝曰：余闻阴阳之人何如？伯高曰：天地之间，六合之内，不离于五，人亦应之，故五五二十五人之形，而阴阳之人不与焉。其态又不合于众者五，余已知之矣。愿闻二十五人之形，血气之所生，别而以候，从外知内何如？岐伯曰：悉乎哉问也！此先师之秘也，虽伯高犹不能明之也。黄帝避席遵循而却曰：余闻之，得其人弗教，是谓重失，得而泄之，天将厌之。余愿得而明之，金柜藏之，不敢扬之。岐伯曰：先立五形金木水火土，别其五色，异其五形之人，而二十五人具矣。黄帝曰：愿卒闻之。岐伯曰：慎之慎之，臣请言之。

“木形之人，比于上角，似于苍帝。其为人苍色，小头，长面，大肩背，直身，小手足，有才，好劳心，少力，多忧劳于事。能春夏不能秋冬，秋冬感而病生，足厥阴佗佗然。大角之人，比于左足少阳，少阳之上遗遗然。左角之人，比于右足少阳，少阳之下随随然。钛角之人，比于右足少阳，少阳之上推推然。判角之人，比于左足少阳，少阳之下栝栝然。

“火形之人，比于上徵，似于赤帝。其为人赤色，广朋，锐面小头，好肩背髀腹，小手足，行安地，疾心，行摇，肩背肉满，有气轻财，少信多虑，见事明，好颜，急心，不寿暴死。能春夏不能秋冬，秋冬感而病生，手少阴核核然。质徵之人，比于左手太阳，太阳之上肌肌然。少徵之人，比于右手太阳，太阳之下慆慆然。右徵之人，比于右手太阳，太阳之上鲛鲛然。质判之人，比于左手太阳，太阳之下支支颐颐然。

“土形之人，比于上宫，似于上古黄帝。其为人黄色，圆面大头，美肩背，大腹，美股胫，小手足，多肉，上下相称，行安地，举足浮，安心，好利人，不喜权势，善附人也。能秋冬不能春夏，春夏感而病生，足太阴敦敦然。大宫之人，比于左足阳明，阳明之上婉婉然。加宫之人，比于左足阳明，阳明之下坎坎然。少宫之人，比于右足阳明，阳明之上枢枢然。左宫之人，比于右足阳明，阳明之下兀兀然。

“金形之人，比于上商，似于白帝。其为人方面白色，小头，小肩背，小腹，小手足，如骨发踵外，骨轻，身清廉，急心，静悍，善为吏。能秋冬不能春夏，春夏感而病生，手太阴敦敦然。钛商之人，比于左手阳明，阳明之上廉廉然。右商之人，比于左手阳明，阳明之下脱脱然。左商之人，比于右手阳明，阳明之上监监然。少商之人，比于右手阳明，阳明之下严严然。

“水形之人，比于上羽，似于黑帝。其为人黑色，面不平，大头，广颐，小肩，大腹，动手足，发行摇身，下尻长，背延延然，不敬畏，善欺绐人，戮死。能秋冬不能春夏，春夏感而病生，足少阴汗汗然。大羽之人，比于右足太阳，太阳之上颊颊然。少羽之人，比于左足太阳，太阳之下纡纡然。众之为人，比于右足太阳，太阳之下洁洁然。桎之为人，比于左足太阳，太阳之上安安然。是故五形之人二十五变者，众之所以相欺者是也。

“黄帝曰：得其形，不得其色，何如？岐伯曰：形胜色，色胜形者，至其胜时年加，感则病行，失则忧矣。形色相得者，富贵大乐。

“黄帝曰：其形色相胜之时，年加可知乎？岐伯曰：凡年忌上下之人，大忌常加九岁。七岁，十六岁，二十五岁，三十四岁，四十三岁，五十二岁，六十一岁，皆人之大忌，不可不自安也，感则病行，失则忧矣。当此之时，无为奸事，是谓年忌。

“黄帝曰：夫子之言，脉之上下，血气之候，以知形气奈何？岐伯曰：足阳明之上，血气盛则髯美长；血少气多则髯短；故气少血多则髯少；血气皆少则无髯，两吻多画。足阳明之下，血气盛则下毛美长至胸；血多气少则下毛美短至脐，行则善高举足，足指少肉，足善寒；血少气多则肉而善瘃；血气皆少则无毛，有则稀枯悴，善痿厥足痹。

“足少阳之上，气血盛则通髯美长，血多气少则通髯美短；血少气多则少髯；血气皆少则无须，感于寒湿则善痹，骨痛爪枯也。足少阳之下，血气盛则胫毛美长，外踝肥；血多气少则胫毛美短，外踝皮坚而厚；血少气多则胻毛少，外踝皮薄而软；血气皆少则无毛，外踝瘦无肉。

“足太阳之上，血气盛则美眉，眉有毫毛；血多气少则恶眉，面多小理；血少气多则面多肉；血气和则美色。足太阳之下，血气盛则跟肉满，踵坚；气少血多则瘦，跟空；血气皆少则善转筋，踵下痛。

“手阳明之上，血气盛则髭美；血少气多则髭恶；血气皆少则无髭。手阳明之下，血气盛则腋下毛美，手鱼肉以温；气血皆少则手瘦以寒。

“手少阳之上，血气盛则眉美以长，耳色美；血气皆少则耳焦恶色。手少阳之下，血气盛则手卷多肉以温；血气皆少则寒以瘦；气少血多则瘦以多脉。

“手太阳之上，血气盛则有多须，面多肉以平；血气皆少则面瘦恶色。手太阳之下，血气盛则掌肉充满；血气皆少则掌瘦以寒。

“黄帝曰：二十五人者，刺之有约乎？岐伯曰：美眉者，足太阳之脉，气血多；恶眉者，血气少；其肥而泽者，血气有余；肥而不泽者，气有余，血不足；瘦而无泽者，气血俱不足。审察其形气有余不足而调之，可以知逆顺矣。

“黄帝曰：刺其诸阴阳奈何？岐伯曰：按其寸口、人迎，以调阴阳。切循其经络之凝涩，结而不通者，此于身皆为痛痹，甚则不行，故凝涩。凝涩者，致气以温之，血和乃止。其结络者，脉结血不和，决之乃行。故曰：气有余于上者，导而下之；气不足于上者，推而休之；其稽留不至者，因而迎之，必明于经隧，乃能持之。寒与热争者，导而行之；其宛陈血不结者，则而予之。必先明知二十五人，则血气之所在，左右上下，刺约毕也。”

（三）中医西医

1. 宏观与微观

宏观以中医学说为主导，微观以西医认识为核心，新医学体系则以经络学说为纽带实现宏观与微观的融会合一。

2. 医道与疗效

医道应以宏观（肉眼所见、体感等）为出发点来把握和建立。

微观认识可作为诊断和疗效判断的指标依据，如肾炎。

3. 中医现代化

中医的现代化应是以中统西的过程。

（四）对疾病的认识

1. 先天性疾病

胎传病、遗传病。

2. 生理性疾病

四等难治之人，老僧、寡妇、室女、童男。

3. 病理性疾病

有体征、指标。

4. 精神性疾病

心灵、感情创伤。

5. 社会性疾病

四等难治之病，酒、色、财、气。

6. 疾病差异

一病多症，如类风湿，一方可治；多病一症，如癫痫、肿瘤，无专方。

（五）审因施治与辨证论治

1. 治病求本

因与证，为根本与纲领。

2. 标本病传

以《素问·标本病传论》为核心制定疗效评价体系，治标、治本、闭门留寇……

3. 环环相扣，方能痊愈

一有遗漏，必有后患。

（六）西药、中药、针灸

1. 沉痼之疴，非针不达

如神经系统、肿瘤等。

2. 药性

中药的优势，西药副作用的根源。

3. 西药中药化

为中药现代化的途径之一。

4. 方与法

参学古代圣贤，知用法而不仅于用方。

（七）疑难病的治疗

1. 概念，人、时代等的差异。

2. 药不瞑眩，厥疾弗疗。

3. 预知愈期、死期、疗效等。

（八）言不可治者，未得其术也

1. 自身免疫病，如类风湿关节炎、系统性红斑狼疮、强直性脊柱炎、痛风等已基本攻克。

2. 肿瘤的治疗已进一步提升疗效。

3. 艾滋病等尚需不断努力、进取、探索。

二、外篇

（一）病与命

1. 天运

如传染病流行等。

2. 时代

如20世纪50年代左右的肺结核；当下的颈腰椎病、“三高”等。

3. 个人

如遗传性疾病，与生俱来。

（二）仁与义

医生的医疗行为需要法律的保护，而有些合情合理的事情并不一定合法，法律也需要与时俱进，更富人性化。医疗与法律同样关乎生、死，皆为维护生命而存在。

（三）医与药

药为医之工具，医为药之主导，处方遣药如排兵布阵，药之功过皆取决于医，现实生活中也要处理好医与药的关系。

（四）社会与医学

1. 伦理、礼仪

医患之间应相互尊重，以治疗疾病为共同目标。

2. 舆论

作为专业人员，应借助舆论倡导正确的养生方法、治病理念。

3. 群体间

作为同道，各有所长，应彼此尊重。

4. 处世

涉及道、德、友、患、医、得、失、生、死、名、利等。

(五) 医道追求

天之道也，如迎浮云，若视深渊，视深渊尚可测，迎浮云莫知其极。

（谢新才）

第三话 关于临床诊病的思维模式

临床所见的疾病种类甚多，任何一个医生都很难做到每种病都学过、见过，而新的疾病更是层出不穷，遇到常见病按照常规处理就可以了，那遇到疑难病、未学过的疾病，甚至新疾病该如何处理呢？个人认为构建诊疗思维模式比学会一种方法、掌握一个疾病更为重要。

一、收集诊断信息

运用中医宏观模式及西医微观模式两方面，尽可能地得到疾病的各种信息，然后综合运用中医学各种辨证方法，结合疾病的特殊演变规律进行辨病，最终明确疾病的诊断。

二、关于疾病的分析

抓住疾病的主症、兼症，详问病因，参考治疗过程信息，结合外界环境因素及内在体质因素，获得病因病位病机。治疗时就针对这些因素，祛除病因、针对病位、结合体质、调整病机。

三、出神入化

电脑是输入了程序后才可以自动运转，学习也是要学到一定程度后才可以自动转换。教材讲授的是基本疾病的知识，面向所有学生，对常见病逐一讲述，但缺乏全方位诊治的思维构建，加之每个人的接受能力不同，所以初学不好掌握，感觉似是而非，若将思维与临证相互结合，反复印证，一旦领悟，便可举一反三了。

四、诊疗思路

首先询问主症，再审病因，注重审因施治，可以说是目前最简单快捷的方法了。对于疑难病可以问主症审病因，再结合患者的诊治过程，参考体质因素，思路自然清晰了。

五、大道至简

现代的疾病往往是寒热错杂、虚实相兼，加之医疗条件日益完善，很多患者喜欢自己先服用非处方药治疗，很多刚步入临床的年轻医生常感无从下手。笔者用了20年的时间悟出病因为先、体质为本的道理，将其告诉一些同道后，有人迅速就理解并应用于临床，反馈效果甚佳。体质不同，纵然相同病因也会引起不同的演变（湿化、寒化、热化等的不同）；反之，体质相同，病因不同，所出现的临床症状自然不同。面对具体患者时，针对病因和体质状态进行分析，要么1＋A或者1＋B，要么1＋A或者2＋A，数字代表体质，字母代表病因，通过问诊抓住主症获取病因，得到寒热虚实的体质状态，加以理化检查的印证，就能处方治疗。很多兼症会随着体质的改善或病因的驱散而自然恢复，所以处方选药不必每个症状都进行干预，这样不但用药过多，同时也遗失重点。每次治疗有一个重点攻克的问题，处方简捷而力专，往往比大处方的收益更甚。

（谢新才）

第四话　诊治疾病的程序与要领

诊治疾病不外乎三个步骤：诊断，立法，处方用药。

一、诊断

诊，诊察了解；断，分析判断。所以诊断就是通过四诊，以掌握病情资料，分析出患者目前的健康状态以及病变本质，并对所患病、证做出概括性的判断。然而在现实中，这个过程往往是最难并且最重要的，正如《时病论·自序》中写道："甚矣，医道之难也！而其最难者尤莫甚于知时论证，辨体立法。盖时有温、热、凉、寒之别，证有表、里、新、伏之分，体有阴、阳、壮、弱之殊，法有散、补、攻、和之异，设不明辨精确，妄为投剂，鲜不误人。"对于初学者来说，仅靠舌、脉很难正确辨别患者的病证，更何况临床上还存在着很多舍脉从症的情况。所以我们应该多与患者交流，综合运用四诊，尤其是问诊，力争了解患者的病因，祛因即可治病。这是因为在正常情况下，人体内各脏腑组织之间、人体与外界环境之间，均是维持着相对的动态平衡，从而保持着人体正常的生理活动。而当这种协调平衡因某种原因遭到破坏，引起结构或功能异常，又不能立即自行调节得以恢复时，人体就会发生疾病。破坏人体正常的平衡状态而引起疾病的因素就是病因。患者的证型是不断变化的，然而病因是不变的，找到了病因即找到了发病之所。《三因极一病证方论》云："凡治病，先须识因；不知其因，病源无目。"找到了病因，也就有了针对性。比如有人外感风寒，然后入里化热，我们只要在发散风寒药的基础上稍加清热药即可。又比如某老妪，因食积而导致胁肋疼痛，此时若用单纯疏肝解郁的方法，疗效并不理想，但如果我们了解到她的病因，就会知道此时病机并不是单纯的肝气郁结，而应该是土虚木乘，应用消食稍加疏肝的方法直捣病所。

二、立法与处方用药

认识到患者的病因、病机之后，只要立法、处方用药即可。这个过程说易其实也不易，若用经方，则要考虑到古人与今人体质、生活环境等多方面的差别。比如汉代张仲景的《伤寒论》中多次使用粳米、大枣等来顾护脾胃，如白虎汤、十枣汤；食养食疗专著《随息居饮食谱》更是十分推崇米汤的补养功效，认为浓稠的米汤可以代替人参汤，用以治疗虚证。那时我国生产力低下，尤其是在张仲景所生活的汉代末年，不仅仅是在2000多年前，我国封建社会的初期，更适逢战乱，人们往往食不果腹，衣不保暖，人们所患的疾病多由饥饿、受凉引起，故用粳米、大枣这种食疗方法便可以取得很好的疗效。但是到了现代，随着人民生活水平的不断提高，人们所患的疾病多由过食所引起，此时若再用粳米、大枣等来顾护脾胃，恐效果不佳。若将多张经方糅合在一起，取长补短，甚或自己拟方，则又要求较高的医技。

（谢新才）

第五话 治病求本与正本清源

“治病求本”一说出于《素问·阴阳应象大论》：“治病必求于本。”

临床上一般认为此本属“本于阴阳”，而阴阳衍生五行，是否可用于“五行学说”呢？

五行学说认为物质世界是由木、火、土、金、水五种具有具体形态的基本物质构成的，这五种基本物质之间相互资生、相互制约的关系导致了物质世界的运动变化和普遍联系，也说明任何事物都不是孤立的、静止的，而是在不断的相生、相克的运动之中维持着协调平衡。它对中医学术的发展起了深远的影响，也是用以分析各种事物的五行属性和研究事物之间的相互联系的基本法则。

五行的“五”，就是指木、火、土、金、水五种物质；“行”，有两层含义，一是指“行列”“次序”，二是指运行、运动变化。因此，五行指木、火、土、金、水五类事物的运动变化及其相互联系。自然界许许多多的事物虽有各自属性特点或组成成分，但最终都可归为五大类。这五大类事物之间有着内在的次序和联系，并且运行不息，这就是五行学说的基本含义。

五行学说不只是探讨各类事物的属性、特点，并简单地将它们归于五类，更重要的是以五行之间的相生、相克等来探索和阐释复杂系统的内部各事物之间的相互联系，以及在这些基础上体现出的统一性、完整性和自我调控机制。

……

相生，是指这一事物对另一事物具有促进助长资生或兴奋的作用。

生理状态下五行相生维系着人体正常的生理功能。

而病理状态下呢？异常的某行是否也会衍生异常的某行，即邪A生邪B呢？通过求索也可见一些依据，如：

邪木生邪火——梦游。

邪火生邪土——痢疾、腹胀。

邪土生邪金——湿疹、银屑病。

邪金生邪水——风水、耳聋。

邪水生邪木——癫痫。

所以，在临床上通过对某些病的“溯源求本”，是否应该考虑“正本清源”的治法？

（谢新才）

第六话　中医治疗癫痫的几点体会

中医学认为痫病常由多种原因造成痰浊或瘀血内伏于脑窍，复因七情郁结、六淫之邪所干、饮食失调、劳作过度、生活起居失于调摄等诱发因素相激，遂致气机逆乱而触动积痰、瘀血，闭塞脑窍，壅塞经络，而发为本病。下面结合个人的临床实践，谈谈对癫痫治疗的几点体会。

一、分清原发与继发

癫痫可分为原发性、隐源性和继发性三种类型。

（一）原发性癫痫

原发性癫痫是指通过各种检查均未找到引起癫痫原因者，或称特发性癫痫，这组癫痫的发生可能与遗传因素有关。

（二）隐源性癫痫

隐源性癫痫虽然目前尚未找到肯定的致病原因，但随着科学技术的发展，有的致病原因日渐清晰，尤其是在基因和分子医学的广泛应用和快速发展的当今，有不少分子水平的病因被确定，因此，隐源性癫痫将日趋减少。

（三）继发性癫痫

任何局灶性或弥漫性脑部疾病，以及某些全身性疾病或系统性疾病均可引起癫痫。

二、辨别病因更重要

辨证论治，是中医学认识疾病和治疗疾病的基本原则，但癫痫在临床诊治过程中，患者的情况往往是错综复杂的，难以理清头绪，不知从何入手。

《素问·阴阳应象大论》云："阴阳者，天地之道也，万物之纲纪，变化之父母，生杀之本始，神明之府也。治病必求于本。"所谓治病必求于本，就是要透过疾病的现象——症状、证候，去探求疾病的根本——病因病机，从而进行针对性的治疗，从根源上解决问题。也就是说，治疗疾病就必须审清病因，只有针对原因采取相应的措施，才可达到治愈的目的。

从某种意义上说，病因是引起疾病的本源；而疾病又以体质为纲，表现为不同的证候类型。故找到了病因，也找到了疾病的根源，找到了疾病的根本矛盾所在。所以临床审因很关键，是根本。病因审清楚了，体质协调，针对病因施以治疗方案，则病愈，这就是审因施治。癫痫的治疗必须清楚疾病发生的根本原因，先要搞清楚是什么原因造成了患者的这些症状，诱发患者疾病的根本原因是什么，然后针对造成患者疾病的根本原因，给予处方用药。

审清病因需从以下方面入手：

1. 是否曾患过脑病。

2. 是否曾有中毒因素。

3. 是否有代谢性紊乱。

4. 可曾有缺氧性疾病。

5. 是否有先天性或家族性因素。

【验案举例】

郭某，男，19岁。

初诊日期：2005年4月3日。

主诉：发作性意识丧失、抽搐12年，伴发作性胸口不适。

现病史：患者12年前因不慎外伤，头部受损，经头颅CT提示前额裂缝，次日发作1次四肢抽搐，口吐涎沫，意识丧失，1小时后停止抽搐，后再次出现类似发作，但时有胸口不适，一般持续10秒至1分钟，每日发作1～2次。

1999年再次发作，四肢抽搐，意识丧失，持续半小时，发作时两眼瞪视不动，手中持物坠落，1～2分钟缓解，呼之不应，但事后数分钟能回忆，1～3天发作1次。经服用苯妥英钠、苯巴比妥等药物治疗，效不显。纳可，寐尚可，二便调，余无明显不适。舌质暗红，苔白，脉弦涩。

既往史：无特殊。

个人史：无特殊。

过敏史：否认。

家族史：无特殊。

体格检查：无特殊。

理化检查：头颅CT：左侧颞部片状低密度，左侧脑室大。脑电图：可疑不正常，快波大量，双前颞可疑中等波幅尖波，左侧颞部导联可疑尖波。

诊断：中医：痫证。

　　　西医：脑外伤后遗症；继发性癫痫。

辨证：瘀阻清窍，神明失用。

治法：化瘀开窍，醒脑安神。

取穴：外关、间使、关冲、水泉、后溪、大椎、腰奇。

刺法：毫针刺，留针30分钟。

医嘱：忌冷饮。

该患者经3个月治疗，症情未作，高兴返家。

三、急则治标，缓则治本

痫证治疗宜分标本虚实，频繁发作时以治标为主，着重豁痰顺气、息风开窍定痫；平时以治本为重，宜健脾化痰、补益肝肾、养心安神等以调理脏腑，平顺气机，祛除生痰动风之源。

四、对发热等症状的认识

“药不瞑眩，厥疾弗疗”，即服药后，若人体没有明显的反应，则疾病难以治愈。对于难治性疾患，若服药后其症状趋于明显化，如疼痛明显，或腹胀患者出现腹胀明显，再如感觉迟缓障碍者出现酸胀明显等，为病情有治愈可能的前兆，因自身已对不适症情产生了反应，当然患者的精神状态应为好转。这一环节很重要，且不易把握，更难被患者接受。结合个人的临床体会，癫痫治疗过程中若出现发热、头晕、头痛的感觉，或症状发作加剧，均提示可能病情有转机。

【验案举例】

王某，男，2 岁。

患儿癫痫病发 6 月余，几经治疗，未见寸效，仍反复发作。取四神聪、哑门、大椎、腰奇、外关、照海，点刺不留针。其间出现癫痫频繁发作，伴有头痛、发热。经 3 个月的治疗，患儿癫痫未再发作；随访 5 年，未再发病。

五、针灸、中药的应用

癫痫多因先天肝肾不足，正不胜邪，引起气机逆乱，神不守舍而致。对于癫痫的治疗，针灸、中药可单独运用或针药并举。

针灸治疗以大椎、腰奇、四神聪、照海为主穴。虚证者，多加用太渊、关元、太溪等；实证者，多加用通里、丰隆、内关等。

中药治疗以培元益肾、化痰除痫为法，经验方：

远志 10g	煅龙骨 10g	炒山药 15g	川贝母 5g
佛手 15g	夜交藤 15g	焦三仙 15g	太子参 10g
土鳖虫 5g	补骨脂 6g	白芷 6g	穿山龙 10g

用法：上药共研末，每服 3～5g，每日 3 次。并结合患者具体情况随症加减。

（谢新才）

第二章　经络针灸

第一话　穴位与定位

穴位又称腧穴，是针灸学里最基本、最重要的概念之一。为什么学了这么长的时间还要来谈这个问题呢？主要是有些同道和实习学生，有时也包括自己，经常对穴位的本质和定位不太清楚，这必然会影响针灸的临床疗效。

根据教材和文献的记述，腧穴是人体脏腑、经络之气输注于体表的部位，为“脉气所发”“神气游行出入”之处。经穴是经脉线上的反应点，与经脉一样伏于分肉之间。经络与腧穴密不可分地联系在一起，经络以穴位为据点，穴位以经络为通路，经络的功能主要是由腧穴的反应来体现的。腧穴包括经穴、经外奇穴、阿是穴等。

但对于穴位的定位问题，实际上是比较复杂的，穴位可以说遍布全身，其定位不能照本宣科地套用，有确定性的一面，也有不确定的因素。而影响穴位定位的因素有男女差异、人体体质差异如高矮肥瘦，以及体位变化等多种因素。因此有的穴位就与教材并不完全一致，不能全靠“量尺寸”。

通过思索，笔者认为穴位的确定需考虑以下几种方法：

1. 按骨度分寸取穴

该法是临床常用的腧穴定位方法之一，它是以骨节为主要标志测量周身各部的大小、长短，并依其尺寸按比例折算来确定腧穴位置的一种方法。

2. 穴位处在分肉之间、骨缝之间、溪谷之间

《灵枢·经脉》云“经脉十二者，伏行于分肉之间，深而不见……诸脉之浮而常见者，皆络脉也”，腧穴又在经络上，所以是在一定深度的立体空间中。

3. 穴位处在凹陷处

很多穴位的描述是位于某骨前或后方的凹陷处，或肌腱之间的凹陷处，或许与尺寸测量有所差异。

4. 穴位常在脉动处

如太渊、极泉、冲阳等腧穴，揣穴时当触及动脉搏动。

5. 穴位有一定的深度

腧穴的定位描述是在体表平面上，但穴位是有一定深度的，且与胖瘦并非绝对相关，在进针时需要细细体会针感。

精选腧穴、找准穴位是针灸治疗的基础，这两个环节缺一不可。最佳的状态应该是进针无痛或微痛，其后针感如泉水源源不绝，与精妙的选穴配方相得益彰，便可效如桴鼓。

（谢新才）

第二话　中脘穴的临床应用

在临床上选取中脘穴的频率较高，中脘穴能治疗许多病症，如失眠、精神分裂症、冻疮、胃脘痛胀、糖尿病、冠心病、贫血、痹证等等，或针，或灸，或火针，均可施治，疗效理想。此穴能通能补，与脾胃、其他五腑、心、肺、肾等均有密切联系。

查阅资料，与此穴相关的记述有：

1. 胃之募穴。
2. 腑会中脘。
3. 肺手太阴脉起于中焦。
4. 肾者，胃之关，关门不利故聚水而从其类也。
5. 中焦受气取汁，变化而赤是谓血。
6. 胃不和则卧不安。
7. 胃之大络名曰虚里，胃气从中脘发出。
8. 胃气亦称中气。
9. 脾胃为后天之本。
10. 古方九种心痛，皆在胃脘。
11. 阳明实则易狂。

12. 脉有胃神根，胃气主要与中脘相关等。

以上所述可基本诠释中脘为临床常用穴的原因和治疗上述疾病的机制。

（谢新才）

第三话　巨刺、缪刺

这是一种左病取右，右病取左，左右交替取穴施术的方法。这种方法早在《黄帝内经》中即有记载，如《素问·调经论》云："身形有痛，九候莫病，则缪刺之；痛在于左而右脉病者，巨刺之。"《素问·缪刺论》云："邪客于经，左盛则右病，右盛则左病，亦有移易者，左痛未已而右脉先病，如此者，必巨刺之，必中其经，非络脉也。故络脉者，其痛与经脉缪处，故命曰缪刺。"也就是说深刺经脉为巨刺，浅刺络脉为缪刺。"巨"与"距"相通，"缪"通"谬"，与"误"意同，其意是所取穴与病位的距离远隔，看似有谬误，故称巨刺、缪刺。

临床上常用缪刺法止痛，病例很多。例如笔者曾治疗一位 34 岁的男性患者，当时 2 天前左脚不慎扭伤，外踝下疼痛，但局部无红肿，行走时疼痛加重，走路困难，纳眠可，二便调。治疗时针刺右侧相应阿是穴，共针 2 次，疼痛消失。有一位姓柯的男性患者，31 岁，因右下肢发沉伴疼痛半天就诊。其于变天前突然出现右下肢腹股沟处疼痛，伴发沉，影响行走，诊断为气血不通之痹证，取阿是穴治疗，效果不明显，后加取左侧缪刺而速愈。

在巨刺、缪刺的理论基础上，有的医生提出了“同经相应取穴法”“同部位相应点针灸法”等。以后者为例，其法是取患处功能形态相对称之处针刺，上下、左右交叉取穴。如右腕关节或右外踝部位病变，取左外踝关节的相应点治疗。这种疗法对麻木、疼痛、偏瘫等四肢疾患有较好疗效，如腱鞘炎、风湿性关节炎、挫伤引起的四肢肿痛等。从中医学考虑，此方法符合阴阳对称的原则，可调节平衡，也顺应了西医学的全息理论。

（谢新才）

第四话　用穴如用兵

常言说：“将在谋而不在勇，兵在精而不在多。”一个针灸医生在治病时也要善于谋虑，也就是说要彻底全面地了解病情，精选少量的穴位，以消除病邪，使机体恢复健康。

配穴是在一个腧穴无法独自治疗疾病的情况下，选取两个以上主治作用“相须”，或针对疾病的不同方面且具有协同作用的腧穴加以配伍应用的方法，以求相得益彰的目的。针灸处方配伍时如排兵布阵，以主穴为核心，依据四个原则配穴。

一、一个核心

一个核心就是实现一针一穴作用值的最大化。虽然针刺是一种良性刺激，但对患者来说，不必要的刺激总是个额外负担。以一个特效穴为核心，突出治疗重点，以实现统领全方的治疗作用。

二、四个原则

（一）扶正与祛邪

疾病的减轻和消失是依靠人体正气的抗病能力。扶正以祛邪，祛邪不伤正的法则常是制订针方的首要原则。《黄帝内经》中多处谈到扶正的重要性。《灵枢・刺节真邪》云："用针之类，在于调气。"《素问・疟论》指出："因而调之，真气得安，邪气乃亡。"在临床中，贺普仁教授常用合谷和太冲，或足三里、中脘等，均是通过调理气血，健运后天之本来鼓舞正气。

（二）局部与整体

局部与整体即用整体观念来认识疾病病症与全身的有机联系。针灸通过穴位和经络，除了作用于局部的肢体和内脏器官外，还给机体以整体性的影响。例如足阳明胃经行于身前，联系头面、胸腹和下肢部，其穴位均能治疗局部的病变，如面部穴位除治疗口眼㖞斜外，一些面部穴位还可以治疗其远隔部位的疾病，如膝以下穴位多能治肠胃、胸腹、咽喉、口鼻各部位病症等。由于经络脏腑之间相互联系，针灸胃经穴位能对脾起一定的作用，同时对全身也有广泛的作用。

（三）治标与治本

《素问·标本病传论》云："病发而有余，本而标之，先治其本，后治其标。病发而不足，标而本之，先治其标，后治其本。谨察间甚，以意调之，间者并行，甚者独行。"即必须衡量病情的缓急轻重，急病治其标，缓病治其本。贺普仁教授治疗高血压病，如血压很高时，针灸处方中首选放血疗法，使血压先降下来，先治其标，然后再考虑针对病因辨证治疗。在衡量病情的缓急轻重时要注意邪正消长的情况。如正气极虚，应以扶正为先，因为正气充盛，邪气乃消。

（四）补虚与泻实

在针灸治疗中，可通过多种方法来实现"虚则补之，实则泻之"。临床针刺时采用不同的角度、方向和深度，以及不同的刺激强度、时间和不同的针灸方法，产生不同的刺激量和作用特点，进而激发机体的调节功能，从而产生补泻作用。

（谢新才）

第五话　针不瞑眩

在针灸后患者出现一些别扭的感觉，或症状加重的表现，应该如何理解？

针灸或中药治疗疑难病，越感到别扭越好，因为针后调整反应越明显，表明正气来复，经络开始疏通。有反应是针刺有效的标志，针后无变化说明经络还未通。

一般来说，疑难病服药后会出现症状加重的表现，比较轻的病治疗后不会出现加重反应，症状会迅速好转。我在早期实践中，遇到这种现象感到很奇怪，治疗方法都对，症状反而加重，百思终得其解，后来治疗一位肝硬化患者，效果很好，同时发现患者手指甲在治疗后先是变黑，后来逐渐长出了新的指甲，从这件事情渐渐悟出此理。我现在认为，之所以出现这种现象，原因是随着患者的机体趋于平衡，自我修复的潜力被激发出来，就会根据机体的需要逐步、有序地进行功能调整。其有时表现为南辕北辙，有时表现为声东击西，但实质是人体为了获得最佳平衡而做出的腾挪移转。所以病情似乎加重了，如血压升高了，其实每一种反应都是在趋向病情痊愈，以及恢复新的平衡。这种现象在服用中药后也经常出现，服药后出现发热、腹泻及大量吐痰，但之后会感到全身舒适，症状减轻。这符合中医学因势利导，顺从机体调整的趋势，帮助机体恢复平衡的治疗原理。

反过来，如果一个人心情不好时发发脾气，是机体自行疏导调整的反应。如果有一点异常，就被判作疾病，用药物控制，会把人这种自我调整的能力压抑住，最后把人变成真正的患者。

颈椎病患者针刺治疗后出现肩胛骨内侧的疼痛感，或者面瘫患者患侧麻木，针刺后出现眼睛别扭不适感，这种感觉在针刺治疗时很常见。重症肌无力患者治疗后出现身上酸胀不适感，类风湿关节炎患者治疗后出现疼痛加重，也是同样道理。

不孕症患者，在治疗后出现乏力，自诉连电话都懒得接，这种情况是元气归位的表现。疑难病治疗时如果元气不能归位，则病不能好。

耳鸣治疗后出现血压升高现象，是针刺时机体的自我调整反应。这时不能降压治疗，因为气血升提是为了帮助疾病恢复，如果降压治疗就会妨碍机体修复，病就不容易好。

上述现象在许多患者的治疗中都可以见到。

关于治疗后症状加重的理解，健康人是出于阴平阳秘的平衡态。各种因素导致机体失去平衡时则发生疾病。疾病的治疗是使机体回到原来的平衡，或者是建立一种新的平衡。其在急性病的治疗时是迅速回到这种平衡，比如腰扭伤迅速复位则恢复如初。而当急性病未得到及时、有效的治疗，则会转为慢性，表现为症状起先很重，但后来逐渐减轻。再如腰扭伤未能迅速复位则症状逐渐消失，实质是机体建立了新的平衡。但是多数患者腰部扭伤造成的关节小的位移未恢复正常。之后在此基础上可能再次发生新的损伤，再治疗，再损伤，再修复，最后机体会出现骨质增生和椎间盘突出的病变，但多数是机体处在新的平衡，没有症状表现。在成年人的身体可以见到这种反复损伤再修复的过程，此时人体的平衡已经是与原来的起始状态不一样的平衡了。于是我们可以见到成年人的脊柱因为多次扭伤变成S形，眉毛和面部左右不对称。面对这种慢性病状态，在治疗时当机体潜能被激发出来时，以前形成的脆弱的平衡因为正气来复而被逐个打破，曾经有过的疾病症状会逐个再次出现，直到最后恢复到机体原有的最完善的平衡状态。在日常生活中，我们可以见到长期吸烟的人，如果突然戒烟会非常难受，因为长期建立的低水平平衡态被突然破坏，新的平衡还未建立。但是为了回到较高的平衡态，必须经过上述阶段，因为在脆弱的平衡下机体很容易受到外界环境中不利因素的影响，而回到较高水平的平衡则内环境稳定性较高，提示健康水平较高。

（孙　悦）

第六话　针灸也要讲究补和泻

多年前曾读到一则医话，至今记忆犹新。某患者腿疼，针刺后疗效明显，次日到另一医生处再行针刺相同穴位，却疼痛加重，医患都很疑惑。后请教第一次治疗的医生才明了原因：患者体虚，第一位医生用补法治疗，手法适宜而取效；第二位医生操针过急过重，致使经气本虚，邪气更盛，病势有进无退，故疼痛加剧。由此可见针刺补泻手法的重要性。

针刺补泻，是根据《灵枢·经脉》中“盛则泻之，虚则补之”的治疗原则而确立的两种不同的针刺方法，即针对虚、实不同的病证，而施以相应的治则和方法——虚证采用补法，实证采用泻法。补法是指能鼓舞人体正气，使低下的功能恢复旺盛的方法；泻法是指能疏泻病邪，使亢奋的功能恢复正常的方法。无论是补法还是泻法，都是通过针刺腧穴，采用与机体状态和疾病性质相适应的手法，以激发经气，起到扶正或祛邪的作用，最终达到调整脏腑经络的功能，促使阴阳平衡，恢复健康的目的。针刺补泻的效果主要与疾病的性质、患者的体质及腧穴的特性有关，更与针刺手法有关。针刺补泻手法，是针刺治病取得疗效的重要因素。下面从以下几个方面逐一讲解。

针刺对人体在病理情况下不同的功能状态，具有一定的双向性调节作用。如功能低下而呈虚证时，针刺可以起到补虚的作用；若机体邪盛而表现为实证时，针刺则可以泻实。

许多腧穴有一定的特异性。有的能够补虚，如足三里、气海、关元、膏肓俞等穴；有的可以泻实，如十宣、少商、曲泽等。

针刺手法是产生补泻效果，促使机体内在因素转化的主要手段。临床观察与实验研究表明，采用补法或泻法操作时，机体可以出现补和泻所特有的规律性效应。

我国古代针灸医家在长期的医疗实践中，总结和创造了很多针刺补泻手法。临床常用的几种基本单式补泻手法有以下几种：

疾徐补泻：进针慢，退针快，少捻转为补；进针快，退针慢，多捻转为泻。

呼吸补泻：呼气时进针，吸气时退针为补；吸气时进针，呼气时退针为泻。

开合补泻：出针后迅速按压针孔为补；出针时摇大针孔为泻。

提插补泻：先浅后深，重插轻提，提插幅度小，频率慢为补；先深后浅，轻插重提，提插幅度大，频率快为泻。

迎随补泻：针尖随着经脉循行的方向，顺经斜刺为补；针尖迎着经脉循行的方向，迎经斜刺为泻。

捻转补泻：左转时角度小，用力轻为补；右转时角度大，用力重为泻。

另外还有很多复杂的复式手法，临床上常用的有烧山火和透天凉两种。

烧山火因可使患者局部或全身出现温热感而得名，适用于麻冷顽痹等寒证。操作方法：将穴位纵向分为天、地、人三部，将针刺入天部（上 1/3），得气后行捻转补法，再将针刺入人部（中 1/3），得气后行捻转补法，然后再将针刺入地部（下 1/3），得气后行捻转补法，即慢慢地将针提到天部。如此反复操作 3 次，即将针按至地部留针。

透天凉因可以使患者在局部或全身出现寒凉感而得名，适用于热证。操作方法：将针刺入应刺深度的地部（下 1/3），得气后行捻转泻法，然后再将针紧提至人部（中 1/3），得气后行捻转泻法，然后再将针紧提至天部（上 1/3），得气后行捻转泻法，将针缓慢地按至地部。如此反复 3 次，将针紧提至天部即可留针。

此外，临床上对于虚实不明显的病证一般采用平补平泻的方法。本法介于补法和泻法之间，操作时应均匀地提插、捻转，力量速度中等，以得气为度，然后用中等速度出针。

近 10 多年来，国内外学者对此进行了比较广泛的研究，取得了一些成果。

针刺补泻效应的研究，最早是从对体温的影响开始的，如补法烧山火可使针下产生热感，泻法透天凉可产生凉感。如有人以口腔温度为指标，观察到烧山火手法可使口温上升者占 70%，最高可升 0.5℃；透天凉手法可使口温下降者占 60%，最低可降 0.8℃。也有人观察到迎随补法可使针刺局部皮肤穴温上升 0.2～1.2℃，泻法则下降 0.1～0.5℃。徐疾补法可使局部皮肤穴温上升 0.4～3.5℃，泻法则下降 0.3～1.5℃。

针刺手法对血管运动有不同的影响，有人以肢端血管容积脉搏波为指标，观察到行烧山火手法针下出现温热感时，肢体末梢血管呈舒张反应；透天凉针下出现寒凉感时，血管呈收缩反应。另外不同的针刺手法对某些生化成分含量、皮肤电位及胃运动等均有影响。针刺补泻百会穴对小白鼠身长和体重等若干生理指标有不同的影响，有研究采用迎随补泻法，每日1次，连续5日，休息2日，反复4周，结果小白鼠体重和身长的增加以补法组最明显，泻法组略低于对照组。又有研究观察了针刺补泻百会对小白鼠学习和记忆的影响，结果表明，补法组效果最佳。

针刺手法历来被视为针刺疗效的关键，而且最难掌握。清代李守先言：“难不在穴，在手法耳。”对于捻转补泻，教科书中的定义为：“拇食指捻转时，补法需以大拇指向前，食指向后左转为主，泻法需以大指向后，食指向前右转为主。”笔者认为：捻转补泻只有和经脉循行方向也就是迎随结合起来，才能更好地体现出补泻作用。捻转补泻和其他补泻方法比较起来，在迎随这个问题上表现得更突出。经脉的循行有上有下，一概认为左转为补，右转为泻是不全面的。和经脉循行方向一致也是相随为补，反之相迎为泻。

（谢新才）

第七话　针灸诊治思维程序

1. 问诊

抓住主症得出病因、病机、病位。

2. 诊断

必须落实到阴阳五行上，定脏腑经络：病在哪经或哪几个经，取相关经的五输穴及母子穴。

3. 取穴

穴位是脏腑的反应点，既能诊断又能治疗。

邪气实症状重则取郄穴治其急，正虚邪实则原络配穴，虚证则取原穴。也有部分腧穴例外，如听宫，治疗不分寒热虚实。

穴位定位，要根据凹陷处取穴才可取准，准确与否根据针刺手感可以判断。如果仅根据同身寸度量定位是不一定能取准的。

选穴：

（1）辨经选穴。

（2）辨症选穴。

（3）对因选穴，即根据辨证结果，结合经络，选取针对病因治疗的穴位。

（4）对症选穴，即针对症状本身，根据古人总结的大量的特定穴治疗经验，进行选穴。（周楣声认为针灸看部位看经络，结合脉象，对症治疗，其中对症治疗是一种整体的直接的治疗，是针灸的精髓。）

（5）性能选穴，即和中药相同（如四逆散调整阴阳升降），针灸可以通过阴穴调阴，阳穴调阳，郄穴调血，气穴调气，调肝调脾，另外加上针对病因的穴位，就可以治疗疾病了。调体质寒热如果联合中药治疗，更能相得益彰。

（6）部位取穴。

（7）外感内伤的病因取穴。

4. 配伍

加减法：和中药治疗一样，形成一套主要穴位后，在上面做加减。治疗时根据灵机的反应及平时习惯择穴。主穴和中药的君药一样，少一个都会疗效大减。

针刺取穴或左或右都可以，原则上是将穴位分开。按照祝总骧的研究结果，其应是左右相通的。

5. 手法

根据华佗的说法，针以得气为度，以通为目的，经络通则可激发机体恢复潜能。

手法没有那么神秘，就是熟能生巧而已。指力和功夫没有必然联系，没有必要非要练习气功。

手法少用补泻：现在人的营养好，针刺很容易获得针感，所以手法简单无妨，不必使用烧山火的手法。

6. 关于针刺感传

只要扎准了自然会出现感传（包含隐性感传）。

7. 老年人

老年人气血已衰，治疗时均可加用火针中脘、肾俞，培补先后天之本，气血充沛，正气足则邪气退。

8. 治疗时间

积累治疗量可使穴位状态发生改变，达到经络疏通的目的。

针刺如果每周 2 次，会达不到针力，效果会差。针太细也会达不到针力。

9. 治疗好转的标志

症状指标可进可退：症状加重或血压升高。一般疾病症状是逐渐减轻的，而疑难病大多会出现症状明显化的情况。

（谢新才）

第八话 罐中有妙少人知

一、起源

传统拔罐在我国有悠久的历史，远古时期人们即用动物的犄角（如牛角）制成筒状，以吸取伤口脓血与治疗痈疽，故拔罐法古称“角法”。拔罐法的文字记载最早见于湖南马王堆汉墓出土的《五十二病方》，书中即有以角治疗痔疮的记载。晋代的葛洪在《肘后备急方》中不但记述角法，而且对角法的适应证与禁忌证提出了见解。唐代王焘在《外台秘要》中记载了竹罐制作及使用方法。唐代将医科分为体疗（内科）、疮肿（外科）、少儿（儿科）、耳目啮（五官科）、角法（拔罐法）五科，说明唐代拔罐疗法已成为一门比较完整、成熟的学科。宋代医家如王怀隐等在《太平圣惠方》中对角法的适应证和禁忌证做了明确规定。从文献上看，拔罐疗法在汉、晋、唐、宋、明代虽然在罐器制作与选材以及吸附方法等方面都有所发展，但在临床方面仍以治疗疮疡外科疾病为主，而清代拔罐疗法在各方面都有长足发展。如吴谦在《医宗金鉴》中有针刺与药罐结合使用的记载。可见，当时拔罐疗法已为广大患者接受和使用。到了现代，拔罐疗法得到了更大发展，如磁力罐、抽气罐、代用罐等应运而生，方法也多种多样，如闪罐、走罐、刺络拔罐。

二、机制

风为百病之长，罐为祛风之先（器）。

中医学认为疾病的产生是由于人体在内外致病因素的共同作用下，致使脏腑经络功能失调，气血阴阳失去平衡而成，而在致病因素中，最主要的是风邪。《素问·生气通天论》说："故风者，百病之始也。"《素问·风论》说："故风者，百病之长也。"风邪为六淫病邪的主要致病因素，凡寒、湿、燥、热诸邪多依附于风而侵犯人体，所以风邪常为外邪致病的先导。古人甚至把风邪当作外感致病因素的总称。风为阳邪，其性开泄，易袭阳位；风性善行而数变是风邪致病的特点。

而拔罐疗法的部位在皮肤，是风邪首先侵袭之地，通过拔吸作用，可开泄皮肤毛孔，引导各种外邪（风邪为先）排出并清除病理产物和毒素，使经络疏通。拔罐疗法立足于对经络系统功能进行调节，从而间接影响人体内在的脏腑功能，其原因就是人体的经络系统沟通表里内外，使人体成为一个有机的整体。所以当气机逆乱，瘀血内阻时，拔罐可以疏调气血。通过拔罐的机械刺激作用，促进血液循环，有利于汗腺和皮脂腺的分泌，利于外邪排泄，且拔罐可以激活免疫功能，提高机体的抗病能力。拔罐疗法是最易于接受的祛风除病的方法，拔罐的扶正祛邪、调节阴阳、排脓消肿、祛瘀止痛之作用可使人体恢复本身的“阴平阳秘”状态，促进脏腑、经络功能恢复到正常状态。

三、适应证

拔罐疗法应用广泛，各科、各系统都有应用，如消化系统、循环系统、呼吸系统、运动系统、神经系统，以及内、外、妇、儿、五官、皮肤、骨科等均有涉及。

1. 内科

如感冒、咳嗽、呕吐等，普通拔罐即可。

2. 外科

如痈、疮、丹毒、带状疱疹，可刺血拔罐。

3. 妇科

如痛经、闭经、盆腔炎、带下病、急性乳腺炎、更年期综合征等，可在膀胱经或背腰骶部走罐。

4. 儿科

如小儿高热、腮腺炎、小儿疳积，可刺络拔罐。

5. 五官科

如结膜炎、鼻炎、扁桃体炎，可刺血拔罐。

6. 皮肤科

如湿疹、痤疮、荨麻疹，可刺血拔罐。

7. 骨科

如软骨炎、强直性脊柱炎、椎间盘突出症，均可在夹脊穴及两侧膀胱经走罐。

四、典型病例

张某，女，35 岁。

初诊时间：2001 年 7 月 1 日。

主诉：全身关节疼痛半年，加重 1 周。

现病史：半年前患者出现全身关节疼痛，曾于外院查抗 O、红细胞沉降率（ESR）、类风湿因子（RF）均正常，服消炎痛后缓解，但停药或受凉后复发。近 1 周患者关节疼痛加重，遇寒尤甚，失眠，纳可，小便可，大便不成形。查体无病理征，生理反射存在。舌质淡，苔薄白略腻，脉弱。

既往史：体健。

诊断：风痹。

辨证：气虚血瘀，经脉失养。

治法：益气活血，荣养经脉。

操作：先在督脉及两侧膀胱经上闪罐 2 分钟，然后涂上甘油，再在原部位走罐 10 分钟，然后在风市、阳陵泉处拔罐5分钟。

医嘱：24小时后才能洗澡，待背上痧退后再行第2次治疗。

疗效：第1次治疗后，患者痛减，自觉全身轻松，一共治疗5次而痊愈。嘱患者避风，后未见复发。

分析：背侧膀胱经上有五脏的背俞穴，且督脉总督全身之阳，在此部位上拔罐可调理脏腑，益气通阳，经脉疏通则不痛，属治本。风市穴祛风散寒，阳陵泉为全身筋脉会聚之处，取风市、阳陵泉，则外邪得以从表而解，经脉得以疏通。标本同治，达到事半功倍之效。

五、讨论

1. 疗效确切

无论什么病，包括外感、脏腑、扭伤、外伤等，都可以先拔罐，先疏通患者经络气血，让患者自觉舒适，然后再据病情选择合适的治疗方法，可以达到事半功倍之效。

2. 操作简单

拔罐不需要特别消毒，也不需要特殊工具和特殊场所，只需有圆口瓶和火即可。注意在走罐时需要一些介质，如刮痧油等，起到润滑、保护皮肤的作用。有的部位患者自己也可操作。

3. 拔罐的部位

拔罐施术部位选取人体的体表，其是风邪首先侵入之地，属经络系统中的皮部。皮部作为十二经脉的体表分区，与经络的不同之处在于经脉是呈线状分布，络脉呈网状分布，而皮部则呈“面”状分布，所以，针刺主要在“点”，拔罐主要在“面”。“有诸内必形于诸外”，脏腑经络有病，必然在皮部上有反映，而且病邪由外入内，由皮—络—经—腑—脏的次序传变，所以当病邪还在皮部浅表之时就用拔罐疗法祛风除邪，可达到防病治病的目的。

4. 拔罐的作用

拔罐具有扶正祛邪、调节阴阳、排脓消肿、祛瘀止痛的作用。拔罐是一种物理性的机械刺激，具有针、药无可比拟之处，而服药对胃肠道、肝肾均有一定程度的副作用，针刺时患者又觉得破皮时或多或少有疼痛感。

综上所述，拔罐疗法具有其他疗法无可比拟的优点，它简便效廉，易懂易学，成本低，效果好，是人们强身健体和治病不可缺少的一种方法，值得推广应用。

（谢新才）

第九话 刮痧为何能治病

刮痧疗法以其易学易会、简便易行、疗效明显、经济安全的特点，深受广大患者的欢迎。

以下就对刮痧疗法及其适应证做一简单介绍。

刮痧是一种，以中医脏腑经络学说为理论指导，利用刮痧工具刺激人体经络的皮部与穴位，摩擦患者某处皮肤，使局部皮肤充血，以治疗疾病的一种方法。

刮痧工具：所用工具有瓷器类（碗、盘、勺、杯之边缘）、金属类（铜、银、铝币及金属板）、生物类（竹板、蚌壳、以水牛角为材料制作的刮痧板）等。所用润滑剂为植物油类、酒类或水。

刮痧部位：脊背、颈部、胸腹、肘窝等。

刮痧体位：背部刮痧取俯卧位，肩部取正坐位。

刮痧反应：刮拭后皮肤会出现青紫色出血点。

关于刮痧的作用原理，许多专家总结为如下几点：

1. 调整阴阳

刮痧对内脏功能有明显的调整阴阳平衡的作用，如肠蠕动亢进者，在腹部和背部等处进行刮痧，可使蠕动亢进的肠道受到抑制而恢复正常；反之，肠蠕动功能减退者，则可促进其蠕动恢复正常。这说明刮痧可以改善和调整脏腑功能，使脏腑阴阳得到平衡。

2. 活血祛瘀

刮痧可调节肌肉的收缩和舒张，使组织间的压力得到调节，以促进刮拭组织周围的血液循环，增加组织血流量，从而起到活血化瘀、祛瘀生新的作用。

3. 舒筋通络

刮痧疗法主要是增强局部血液循环，使局部组织温度升高。另外，在刮痧工具的直接刺激下，可提高局部组织的痛阈。此外，通过刮痧板的作用使紧张或痉挛的肌肉得以舒展，从而消除疼痛。

同时刮痧还具有醒神救厥、解毒祛邪、清热解表、健脾和胃等作用，既可治病又可保健。

适应证：既能治疗内科病，又能治疗外科、骨科疾病，同时也能治疗妇科、儿科、五官科疾病。有人统计刮痧能治疗 11 大类 400 多种病症，典型的如感冒、发热、中暑、头痛、肠胃病、落枕、肩周炎、腰肌劳损、肌肉痉挛、风湿性关节炎等。

下面举例说一下发热、感冒的刮痧治疗方法。

体位：坐位或俯卧位。

操作步骤：术者取刮痧工具蘸取少许食油或清水，沿患者脊、背、腰两侧，颈部、肩胛部、胸部肋间、肩肘、肘窝及腘窝等处轻轻刮动，也可刮前额和太阳穴，总之应以手、足太阳经循行部位为主，刮至皮肤微红发紫为度。轻者，每天 1 次；重者，每天 2 次。刮痧后最好饮温开水或喝粥，以助发汗，效果更好。

（谢新才）

第十话　刮痧也有禁忌证

刮痧疗法为家庭常见的保健良方，利用刮痧板对体表反复施压，可帮助身体消除积聚的废物，对疼痛性疾病、感冒发热、亚健康状态、防病保健以及轻度脏腑功能失调有很好的疗效。对于严重的脏腑功能失调、骨关节明显变形等病症，刮痧也能起辅助治疗作用。刮痧方法虽好，但并非人人适用，它也是有禁忌证的，以下情况则不宜刮痧。

有严重心脑血管疾病、肝肾功能不全、全身浮肿者禁用刮痧，因为刮痧会使人皮下充血，促进血液循环，这会增加心肺、肝肾的负担，加重患者病情。凡危重病症，如急性传染病、重症心脏病、高血压、中风等，应立即送医院治疗，禁用本疗法。

孕妇的腹部、腰骶部禁用刮痧，否则会引起流产。月经来潮期间勿施行刮痧。

凡体表有疖肿、破溃、疮痈、斑疹和不明原因包块处禁止刮痧，否则会导致创口的感染和扩散。

急性扭伤、创伤的疼痛部位或骨折部位禁止刮痧，因为刮痧会加重伤口处的出血。

接触性皮肤病具有传染性者忌用刮痧，否则易造成疾病传播。

有出血倾向者，如糖尿病晚期、严重贫血、白血病、再生障碍性贫血和血小板减少的患者不要刮痧，因为这类患者在刮痧时所产生的皮下出血不易被吸收。

过度饥饱、过度疲劳、醉酒者不可接受重力、大面积刮痧，否则会引起虚脱。

眼睛、口唇、舌体、耳孔、鼻孔、乳头、肚脐等部位禁止刮痧，因为刮痧会使这些黏膜部位充血，而且不易康复。

精神病患者禁用刮痧法，因为刮痧会刺激这类患者发病。

患者身体瘦弱，皮肤失去弹性，或背部脊骨凸起者最好不要刮痧，或不宜在背部刮痧。

刮痧前，应问清楚患者的病史，严格掌握适应证和禁忌证，对不宜刮痧者不可贸然行之。大家可以按照刮痧教材中各种病症的提示部位去刮拭，前提是明确疾病的诊断。在症状未得出明确诊断之前，采取刮痧疗法很可能贻误病情。特别是刮拭效果不明显时，要请医生诊断清楚后再视情况行刮痧治疗。重症、疑难病症应在医生的指导下刮痧。如刮痧后病情反而更加不适者，应即送医院诊治。

刮痧时应避寒冷，尤其是冬季应注意保暖。夏季刮痧时，应回避风扇直吹刮痧部位。刮板边缘要光滑，没有破损，刮板及所刮部位皮肤要注意消毒。操作时手法要均匀一致，轻重适宜，补泻得当，并时时蘸植物油或水保持润滑，以免刮伤皮肤，引起感染。在刮痧过程中，体位以患者舒适为准，边行术边询问其感觉情况，以便随时调整体位和施术的手法。

民间经常用刮痧来治疗实热病，所以给人一种错觉，以为刮痧是“泻”的手法，因此很少为虚寒体质的人进行刮痧。事实上，刮痧也有“补”和“泻”之分。刮痧时用力大、速度快、动作幅度大为“泻”法，可以消暑祛湿；相反，用力轻、速度慢、动作幅度小为“补”法，刮至皮肤呈淡红即可，这样对体虚的人可起到强壮作用。低血压、低血糖、体质较虚弱和神经紧张特别怕痛的患者宜轻刮。小儿或体瘦者，因为皮肤柔嫩需特别注意轻刮，或隔着薄衣来刮。糖尿病患者血管脆性增加，痛觉减退，不宜用泻刮法。由此可见要根据患者体质虚实而采取不同的刮痧方法，以免出现反效果。刮痧的条数多少，应视具体情况而定，一般每处刮2～4条，每条长2～3寸即可。严格掌握每次刮痧只治疗一种病症的原则，不可连续大面积刮痧治疗，且每次治疗时刮拭时间不可过长，以保护正气。前一次刮痧部位的痧斑未退之前，不宜在原处再次施术。再次刮痧时间需间隔3～6天，以皮肤上的痧退为标准。刮痧后的调养也很重要，但每每为人所忽视，结果影响了疗效。

刮痧后应饮用一杯温开水（最好为淡糖盐水），并休息15～20分钟。30分钟以内忌洗凉水澡。保持情绪平静，不宜发怒、烦躁或忧思焦虑。忌食生冷瓜果和油腻食物。

一旦出现头晕、面色苍白、心慌、冷汗、四肢发冷、恶心欲吐等症状，则属于“晕刮”现象，此时应迅速让患者平卧，饮用1杯温糖水，并用刮痧板刮拭患者百会、水沟、涌泉等穴位，必要时送往医院采取急救措施。

总之，刮痧疗法虽适应证广泛，但有严格的禁忌证和诸多注意事项，只有正确认识和运用刮痧疗法才能更好地发挥其治疗和保健作用。

（谢新才）

第十一话　推拿按摩适合治哪些病

我们平时接受推拿按摩疗法，主要是用于消除疲劳、缓解精神紧张等，一般都能取得较好的效果。而作为一种治疗方法，推拿按摩能治许多疾病，但并非人人适宜。以下就介绍它的适应证和禁忌证，供大家参考，以便能取得满意的效果。

1. 适应证

（1）闭合性的关节及软组织损伤：如腰椎间盘突出症、腰肌扭伤、梨状肌综合征、膝关节副韧带损伤、腕关节扭伤、指间关节挫伤等。

（2）肌肉、韧带的慢性劳损：如颈肌劳损、背肌劳损、腰肌劳损、跟腱炎、网球肘等。

（3）骨质增生性疾病：如颈椎骨质增生、腰椎骨质增生、跟骨骨刺等。

（4）周围神经疾患：如面神经麻痹、肋间神经痛、坐骨神经痛、腓总神经麻痹等。

（5）内科疾患：如神经症、气管炎、胃炎、胃下垂、脑卒中、高血压、冠心病、糖尿病、胆囊炎、腹胀、头痛等。

（6）五官科疾患：近视、耳鸣、咽喉炎、鼻窦炎等。

（7）妇科疾病：如月经不调、盆腔炎、痛经、闭经、乳腺炎、子宫脱垂、更年期综合征等。

（8）儿科疾患：小儿肌性斜颈、夜尿症、小儿脑性瘫痪、小儿麻痹后遗症、小儿消化不良、小儿腹泻等。

（9）皮肤病：黄褐斑、痤疮等。

2. 禁忌证

（1）开放性软组织损伤，如撞伤、刀伤等有皮肤破损者。

（2）皮肤病变的局部，如溃疡性皮炎、烫伤、化脓性疾病等。

（3）各种类型的骨折处。

（4）传染性疾病，如肺结核、病毒性肝炎等。

（5）有严重出血倾向者，如血友病、血小板减少症等。

（6）妊娠妇女的腹部、腰骶部。

（7）饥饿、过度疲劳及酒后。

（谢新才）

第十二话　自我按摩防治感冒

感冒，是最常见的外感疾病，因人体正气不足、感受风邪而一年四季皆可发病，尤以春、冬为多见。其临床表现以恶寒发热、头痛、鼻塞流涕、周身酸楚，或伴有咳嗽等症状为特征。

一般来说，感冒病程短而易愈，但时感重证，尤其是老人、婴幼儿、体弱的患者，有时亦可变生他病。而流行性感冒具有一定的传染性，在易感季节发病率很高，对人民健康和劳动生产往往带来较大的影响，因此必须积极防治。这里介绍几种感冒的自我防治方法，供大家参考选用。

一、预防

易患感冒者适合选用。

（一）搓背部

1. 选穴

秉风、曲垣、肩外俞、天宗。

2. 方法

自己用手掌按摩对侧肩胛周围的上述穴位，交互搓热。

3. 时间

每次10～20分钟，连续应用1周以上。

（二）揉脐周

1. 选穴

以神阙、气海、关元、中脘为主。

2. 方法

双手重叠，男性左手在下，女性右手在下，以掌心放在神阙上，上下左右按揉上述穴位。

3. 时间

每次20分钟左右，连用5日以上。

（三）捂太阳

1. 选穴

太阳。

2. 方法

以双手掌心放在同侧太阳穴上，捂热并按摩。

3. 时间

每次10～20分钟，连续应用1周以上。

以上3种方法可以单用，也可以兼用。

二、治疗

（一）指针疗法

1. 选穴

大椎、合谷、外关。

2. 方法

以拇指或食指点压，重按轻揉为主，以酸胀为度，勿用指掐。

3. 时间

每次5～10分钟，每日1～3次，以愈为度。

（二）互搓手背

1. 选穴

合谷、外关、阳谷、后溪、支沟、列缺等。

2. 方法

用双手背反向对搓、互搓上述穴位，以双手背发热发烫为度。

3. 时间

每日 2～3 次，每次约 10 分钟。

（谢新才）

第十三话　谈谈针灸减肥

现在由于人们生活水平的提高，我国肥胖人数呈迅速上升的势头，所以接受减肥治疗的患者越来越多。

眼下很多城市的大街小巷，几乎随处可见针灸减肥门诊。为了更好地让肥胖患者接受减肥治疗，下面就谈谈针灸减肥的一些情况。

针灸是我国传统医学宝库中的一朵奇葩，针灸减肥是以中医学的经络学说为指导，以针刺相关腧穴为手段，起到疏通经络、祛除痰浊、调畅气机的作用，从而消除过剩的脂肪，达到减肥健美的目的。针灸减肥操作简便、安全、可靠，患者痛苦小，因此很受肥胖患者的欢迎。

1. 针灸减肥的现代原理

（1）肥胖患者体中的过氧化脂质高于正常值。通过针灸刺激人体减肥要穴，调节脂质代谢过程，可以降低人体中的过氧化脂质含量，加速脂肪的新陈代谢，从而达到减肥的目的。

（2）针灸通过神经调节系统，可以降低基础胃活动水平及延迟餐后胃排空，并可以抑制胃酸分泌过多，纠正异常食欲。另外针刺以后，胃的排空减慢，自然就有饱腹感，就不想吃东西了。

（3）在内分泌系统方面，肥胖患者的内分泌紊乱发生率极高。内分泌紊乱既可以是肥胖发生的原因，也可以是肥胖症产生的结果。针灸通过调节“下丘脑-垂体-肾上腺皮质”和“交感-肾上腺皮质”两个系统，使内分泌紊乱得以纠正，并加速脂肪的新陈代谢，达到减肥的目的。

针灸减肥的方法一般包括体针、耳穴、电针、火针、穴位埋线。患者可根据自身情况选择适合的治疗方法。

2. 针灸减肥的注意事项

（1）针灸减肥对12～60岁的中青年肥胖者效果较好。因为在这个年龄阶段，人体发育比较成熟，各种功能也比较健全，通过针灸刺激，比较容易调整机体的各种代谢功能，促进脂肪分解，达到减重降脂的效果。

（2）针灸配合饮食效果更佳。配合控制饮食的原则是：不饿不吃，饿了再吃；吃青菜及瘦肉、蛋类，吃到饱了即可；不吃甜食及肥肉、土豆、藕、粉条等。此外，针灸减肥还必须配合生活起居方面的调整，因为肥胖大多是生活习惯不合理造成的，例如不爱运动、嗜睡、吃得过多或过快等。

(3) 针灸减肥过程是通过经络系统的调整作用，调动人体内在的调节功能，用自身的调节促进新陈代谢，达到平衡的过程，所以针灸减肥停止之后不会很快又发胖。但针灸减肥也是一个渐进的过程，如果指望几针扎下去就能够变得身材窈窕，那也是不现实的。

(4) 与众多减肥方法不同的是，在针灸减肥的过程中，不强调过分地控制饮食，特别不主张采取“饥饿疗法”。因为过分节食后，轻则造成人体代谢功能降低，而代谢功能降低是进一步致肥的潜在因素；重则可能导致厌食症，造成消化器官功能障碍，产生严重后果。一旦恢复正常饮食，患者会继续增胖，甚至可能比以前更胖。针灸减肥的最大优势也就在这里。

在减肥的过程中，针灸同时还可治疗颈椎病、肩周炎、面部色斑、皮肤黑黄、青春痘、妇科病、高血脂、高血压、肠胃病、糖尿病、头昏头痛、睡眠障碍、更年期综合征，并且具有抗疲劳、抗衰老、提高免疫力、改善性功能等作用。

当然，针灸是一门高深的科学，希望读者能到正规的减肥门诊接受治疗，达到既无副作用，又通过自身调理而身体强健的目的。

（谢新才）

第十四话　关于针灸康复几个问题的探讨

随着医学的发展，脑卒中的死亡率明显下降，但其致残率仍居高不下，达80%以上。不少中风患者会遗留肢体功能和语言功能受限，急性期过后，即使多数患者继续服用药物治疗，也会来针灸科寻求针灸治疗，以期得到更好的康复效果。而脑血管病之外的众多的疾患，如面瘫、颈椎病、肩周炎、带状疱疹后遗神经痛等，也都寻求针灸治疗，且都能取得满意疗效。这些事实说明针灸康复有其特殊的优势和长处。

一、针灸康复的机制

（一）穴位的本质

《灵枢·九针十二原》记载："节之交，三百六十五会，知其要者，一言而终，不知其要，流散无穷。所言节者，神气之所游行出入也，非皮肉筋骨也。"明确指出穴位是神气游行出入的部位，并不是指皮肤、肌肉等可视见、触摸到的有形物。现在一般认为，"神"是中枢神经系统的功能表现，穴位似应是反映中枢神经系统功能——神经递质出入的部位，既言游行出入，那么自身应是能感觉体验到的，其可能是神经递质的释放降解过程或神经兴奋产生的电脉冲。

（二）针灸的法则在于调气

针灸之法，即通经调气之法。《灵枢·九针十二原》云，“欲以微针通其经脉，调其血气”。《灵枢·刺节真邪》云：“用针之类，在于调气。”《灵枢·终始》云：“凡刺之道，气调而止。”由上可见，针灸的通经调气作用是治疗各种疾病、祛除各种气滞的有效大法，也是针灸治病的根本道理。中医学“气”的概念，是指人体一切脏腑组织器官的功能作用，如果人体脏腑组织发生气机不调，就会出现疾病，调气实质上就是调理脏腑经络的功能。

（三）针刺之要，以通为宝

“通”有贯通的意思，指由此端至彼端，中无阻隔；“通”又有通顺的意思，指往来、交接。经络按照一定的次序规律交接，使气血流注往复，循环不已，这就是经络“通”的作用，就是人体生命活动的基本生理特征。针刺疗法的核心和最终目的在于“通”，而众多疾病的根结在于“不通”，因此只有使经脉气血能够贯通上下、通达内外、沟通表里，才能保证脏腑经络组织器官的正常功能活动，使人体处于阴平阳秘的平衡状态。疏通经络，调理气血是针灸治疗的重要法则，针灸治病就是根据经络与脏腑在生理病理上相互影响的机制，在腧穴部位进行针灸，取得“通其经脉，调其血气”的作用，从而排除病理因素，治愈疾病。

鉴于此，针灸康复主要是通过内在的神经调理，有必要与小针刀、按摩、推拿、作业疗法（有针对性地从日常生活活动、职业劳动、认知活动中选择一些作业，给患者进行练习，以缓解症状和改善功能的一种治疗方法）、物理疗法（由专业人员在了解患者的病情后制订出一系列康复训练计划，并在专业人员的指导下完成）等康复手段有所区别。

二、针灸康复的主要适应病种

针灸康复的主要病种大致可分为三大类：第一类是神经系统疾病，如中风及其后遗症、面瘫、坐骨神经痛、小儿脑瘫、小儿智力低下、脑炎后遗症、脑外伤后遗症、截瘫等；第二类是各种顽固性疾病，如风湿性关节炎、退行性骨关节病、腰腿痛、肩周炎等；第三类是特殊类疾病，如癫痫、肿瘤、肥胖、抑郁、练功出偏等都可以通过针灸来进行康复治疗。

三、针灸康复的临床要领探讨

（一）选穴方面以部位选穴为主

半身：听宫。上半身：合谷。下半身：太冲、环跳。头顶：太冲、涌泉、合谷。头两侧：足临泣、外关、中渚。枕部：至阴、后溪、长强。前额：解溪、丰隆、合谷。面部：合谷、冲阳、气冲、条口。眉棱骨：肝俞。目：肝俞、臂臑、养老、光明、目窗、风池、行间。鼻：通天、列缺、上星、孔最、肺俞、膻中。口唇：脾俞、太白、丰隆。牙齿：太溪、曲池、合谷、偏历。舌头：通里、照海、风府、哑门、滑肉门。耳：太溪、外关、悬钟。颈项：列缺、支正、昆仑。咽喉：通里、照海。肩：条口。肘：冲阳。手：大椎、中脘。脊柱：后溪、水沟、大钟。背：合谷、养老。腋窝：内关、蠡沟。胸部：内关、足临泣、梁丘、太渊、孔最、大陵。乳房：足临泣、梁丘、内关、肩井、少泽。胃口：内庭。胁部：丘墟透照海。胁下：内关。胃脘：足三里、梁丘、丰隆。腹部：支沟、手三里、三阴交、足临泣。少腹：蠡沟。腰部：委中、太溪、合阳。前阴：大敦、水泉。后阴：承山、二白。大腿：腰阳关、秩边、环跳。膝关节：脾俞。踝关节：胃俞、肾俞。腿部：风府、腰夹脊。脚底：关元、气海、命门、肾俞。脚趾：百会、中脘、章门。

总之，选穴思路是多方面的，另外还需考虑病因、时间（子午流注）、症状、性能、体质、辨证、经验、西医学认识等来选穴，按君臣佐使组合成处方，这样才能更好地为临床服务。

（二）手法方面

针灸疗效取决于选穴和手法，而手法较易被人忽视。其实手法同样重要，手法运用得好，患者感觉舒适，病也好得快。

关于针刺手法，一般要把握以下几个要领：一是稳准轻快；二是以得气为度；三是适当使用补泻。另外，腧穴基本上都具双向性治疗作用，由于刺激形式的不同，腧穴可表现为“补”，也可以表现为“泻”。

针感为针刺得气时的感觉，包括受试者的主观针感与施术者的手下针感，主观针感为酸麻胀重等感觉，手下针感为沉紧感。对于手下针感，《黄帝内经》有明确记载，《灵枢·邪气脏腑病形》云：“刺此者，必中气穴，无中肉节。中气穴则针游于巷，中肉节即皮肤痛。”在临床实践中，如果出现“鱼吞钩饵”的感觉，即已经得气。

（三）综合治疗方面

1. 积极进行针灸、按摩、心理及功能锻炼等综合治疗

针灸具有通经活络、调和气血、增强脑供血、促进神经功能恢复的作用，而按摩及功能锻炼可改善局部循环，防止肌肉萎缩，有利于患肢功能的恢复。患者有良好的心理状态，树立战胜疾病的信心，更有利于身体康复。

2. 早治疗、早锻炼，是加快康复的关键

如对中风偏瘫尤其是脑血栓形成的患者，一发病就立即针灸治疗；若无意识障碍，血压稳定，及时进行功能锻炼，康复效果大多满意。反之，病程越长，接受治疗的时间越晚，越是卧床不起的患者，疗效就越差。

以上三个方面是我们对针灸康复的肤浅认识，请同道多多指教。

其他方面，如治疗与康复的界定、康复疗效的标准与

评价问题、急性期与恢复期的确定问题、定性与量化的层面问题等都有必要进行探讨。

总之，针灸康复事业是有中国特色的医疗、服务性行业。在国际交流日益紧密的当今时代，因此如何发展有中国特色的康复医疗事业，是我们所面对的机遇和挑战。

（谢新才）

第十五话　标本根结理论的临床应用举隅

标本理论始见于《灵枢·卫气》篇，“标”为经气弥散之所；“本”是容经气本源之处。根结理论始见于《灵枢·根结》篇，“根”指经气生发之源，为四肢末端的井穴；“结”指经气的结聚、归结处，即头、胸、腹部。明代医家马莳云：“脉气所起为根，所归为结。”窦汉卿《标幽赋》言：“更穷四根三结，依标本而刺无不痊。”

标本根结理论强调四末与头身的联系，阐述了经络气血从四末向头身流注的特殊状态，在认识人体气血流注特点、指导针灸配穴等方面具有重要的理论和临床意义。《灵枢·卫气》云：“能知六经标本者，可以无惑于天下。”其更明确了标本根结理论在针灸临床中的重要性。

首先，根据“根”“本”理论，几乎所有根本部穴位都有治疗头面、胸腹背等部病证的作用，而“标”“结”部穴位以治疗局部疾病较为常用，这为远部取穴、近部取穴提供了理论依据。其次，“根”“本”部穴尚有治疗热病、汗证、虚脱、水肿、多梦和癫狂痫等全身性病证的作用。

此外，四末乃经脉阴阳之气交合之处，营卫之气通行之道。十二井穴可调整经络气血、阴阳、虚实，启闭开窍、醒神苏厥，临证如高热、神昏、晕厥等证多用之以救急。

《素问·标本病传论》曰：“凡刺之方，必别阴阳，前后相应，逆从得施……有其在本而求之于标，有其在标而求之于本……知标本者，万举万当，不知标本，是谓妄行。”所以临床选穴应标本兼顾，以收良效。

【验案举例】

游某，男，31岁。

初诊日期：2011年2月17日。

主诉：头痛16天。

现病史：患者于2011年2月1日举哑铃后出现头痛，以后枕部为主，未予系统治疗，症状持续无缓解。现后枕部疼痛，颈项不舒，肢体无明显异常，余无不适。纳可，眠安，二便调。

既往史：体健，无特殊病史。

体格检查：(-)。

辅助检查：颈椎核磁：$C_{3\sim4}$、$C_{4\sim5}$、$C_{5\sim6}$、$C_{6\sim7}$椎间盘突出，生理曲度变直。右侧横突孔较对侧变窄。

诊断：中医：头痛——太阳经。

西医：颈椎病?

治则：通经止痛。

取穴：列缺、水泉、养老、至阴。

手法：毫针刺，平补平泻，留针30分钟。

医嘱：忌碳酸饮料。

2011年2月18日二诊：患者诉头痛明显减轻，继守前法治疗。

3次后头痛症状基本消失。

分析：足太阳之脉从颠入络脑，还出别下项，循肩髆内，夹脊抵腰中。该患者因运动后出现后枕部疼痛，颈项不舒，考虑膀胱经受损，气血瘀滞，不通则痛。法当行气活血，舒筋止痛。至阴为足太阳膀胱经之“根”，井穴，《针灸聚英》说“头面之疾针至阴”。水泉为足少阴经之郄穴。泉，水源也，为肾之气血所深聚之处，又肾主水，穴似深处之水源，故名水泉。该穴有清热利水、活血通经之效，常用于头项部损伤性疾病的治疗。列缺为手太阴肺经络穴、八脉交会穴，通于任脉，有宣肺通络、通调任脉之功，可用治偏头痛、项强、颈椎病，“头项寻列缺”。手太阳经循臑外后廉，出肩解，绕肩胛，交肩上；且阳经郄穴主治疼痛，故配以小肠经之“本”——养老，可增液养筋、舒筋活络。《针灸甲乙经》记载该穴可治“肩痛欲折，臑如拔，手不能自上下”。临床上该穴常用于治疗背痛、急性腰痛、脊椎病。

在中医学中，阳气具有重要意义。《素问·生气通天论》说："阳气者，若天与日……是故阳因而上，卫外者也。"四末为阳气之根本，《灵枢·终始》说"阳受气于四末"，故针刺这些部位的腧穴易于激发经气，调节脏腑经络的功能。且此类腧穴不仅取穴方便、操作安全，且主治病证的范围广，效果好。临床取穴有病在标取标，在本取本；病在本以治其标，在标反治其本。以该患者为例，虽以头痛为主症，病位在标，但在治疗中均选取本部腧穴，而未针刺局部一穴，最终收效显著，足见标本根结理论对提高临床疗效颇有裨益。

（孙　悦）

第十六话　针灸科患者常见问题解答

一、"哪里疼扎哪里"

"头疼医头，脚疼医脚"是常谈论的话题。有些症状只是一种假象，如心肌梗死患者左上肢疼痛、无力，若只针刺左手臂的话恐怕后果不堪设想。再如颈椎引发的头痛，在头上扎多少针也是治标不治本。当然，这句话也非全然无理，针灸选穴原则还包括局部选穴，如腱鞘囊肿、静脉曲张，自然选择局部治疗最为有效。总而言之，临床上应结合具体情况和个人的治疗习惯，局部腧穴、特定穴、特效穴酌情选取，相伍使用。

二、“给我多扎点”

选穴同选药一样，绝非多多益善。药物有“十八反”“十九畏”，腧穴虽具有双向调节作用，没有明确提示哪些穴位不能放在一起使用，但不等于腧穴间不具有拮抗效果。有些腧穴偏于补益，有些腧穴偏于泻邪，精简处方不但可以减少穴位间的抗衡，更可以减少进针时的疼痛。最为重要的一点是，精选穴位，效专力宏，一针能解决的问题绝不要扎两针，这才是针灸科医生应该追求的境界。

三、留针时间长一点

有关针灸留针时间的研究早有结论，20～30 分钟是可以达到治疗目的的，时间过短不能达到预期的效果，而留针 30 分钟以上，并不能使疗效更加明显，因此，半小时左右是留针的最佳时间。

（谢新才）

第十七话　论针道之神

《灵枢·九针十二原》云：“小针之要，易陈而难入。粗守形，上守神。”中医学历来对于针刺之神高度重视，如《灵枢·本神》曰“凡刺之法，先必本于神”，《素问·移精变气论》更提出“得神者昌，失神者亡”的重要论断。而

“治神”是针灸的根本大法，作为针灸临床医生必须考虑诊疗过程中有关“神”的问题，临证之时无论医生还是患者均应以“神”为针治之道，以“神”为本，才能提高临床疗效。

一、中医学对“神”的认识

在中医学中，广义的“神”是指整个人体生命活动的外在表现，即生理功能、精神、意识、知觉、反应、情绪、志向等一切生命活动的集中表现；狭义的“神”则是指人的精神意识、思维活动。形神合一的思想贯穿了中医学生理、病理、诊断、治疗及养生等各个方面。

首先，神在形的基础上产生。《灵枢·本神》曰“生之来谓之精，两精相搏谓之神”。《灵枢·平人绝谷》曰，“故神者，水谷之精气也”，“血脉和利，精神乃居”。《素问·八正神明论》云：“血气者，人之神，不可不谨养。”说明神生于先天之精气，又依赖水谷之精气及其化生的气血物质来滋养。

其次，神是生命活动功能的总概括。《灵枢·小针解》云：“神者，正气也。”可见，神是精、血、气所生成的人的精神活动和正气盛衰的总体表现，既有高级的功能活动，如意识、思维、观念等，也包括面色、脉象等显现于外的各种表现。此外，神在防御疾病方面起着重要作用。如《灵枢·本脏》云：“志意者，所以御精神，收魂魄，适寒温，和喜怒者也……志意和则精神专直，魂魄不散，悔怒不起，五脏不受邪矣。”

再次，《灵枢·天年》：“何者为神？岐伯曰：血气已和，荣卫已通，五脏已成，神气舍心，魂魄毕具，乃成为人。”人之所以成为人，不仅具有形体和用以维持生命活动的物质，还具有思想、魂魄等精神活动，也就是说神亦是人的社会特性的具体体现。

得神表现为神志清楚，语言清晰；面色荣润含蓄，表情丰富自然；目光明亮，精彩内含；反应灵敏，动作灵活，体态自如；呼吸平稳，肌肉不削，是精充气足神旺的表现。失神表现为精神萎靡，言语不清，或神昏谵语，循衣摸床，撮空理线，或猝倒而目闭口开；面色晦暗，表情淡漠或呆板；目暗睛迷，精神呆滞；反应迟钝，动作失灵；呼吸气微或喘，周身大肉已脱，是精损气亏神衰的表现。总之，神是人体一切生命活动的主宰者，是生命活动正常与否的标志。《素问·五常政大论》云：“根于中者，命曰神机，神去则机息。”

二、针道之神

神是人体生命活动的反映，也是脏腑经络气血功能的集中概括。《素问·宝命全形论》云“凡刺之真，必先治神”，《灵枢·根结》谓“用针之要，在于知调阴与阳。调阴与阳，精气乃光，合形与气，使神内藏”，针以治神为首务。明代针灸学家杨继洲在《针灸大成·头不多灸策》中云："然则善灸者奈何？静养以虚此心，观变以运此心，旁求博采以旷此心，使吾心与造化相通，而于病之隐显，昭然无遁情焉……此又岐黄之秘术，所谓百尺竿头进一步者。"可见调神、治神的重要性。临床上强调形神兼顾，即要治神与治形相结合。《灵枢·官能》云："工之用针也……明于调气……用针之要，无忘其神。"针刺治疗能够直接调整患者的精气神，是形神合治的完美融合。

（一）医者之神

1. 明神

明神是指针刺治疗前运用望、闻、问、切对患者进行正确的辨证、辨经、辨病位深浅，即所谓的"守形"；其次应了解患者当时的精神心理状态。《灵枢·本神》强调："是故用针者，察观病人之态，以知精神魂魄之存亡得失之意。"而影响患者心理精神状态的因素有许多方面，如社会环境、生活习惯、职业、地位、知识修养等。《素问·疏五过论》记载："凡未诊病者，必问尝贵后贱，虽不中邪，病从内生……尝富后贫，名曰失精，五气留连，病有所并……不知病情，此亦治之一过也。"

在不良的精神状态或惧针恐医的心理情况下进行针刺，容易发生意外。如《黄帝内经》中的"五夺"和"五逆"皆为针刺之忌；《灵枢·终始》中的"十二禁刺"也是针刺的暂禁。若在这种功能低下、情绪不佳、心理不稳定时给予针刺，往往引起一系列机体功能紊乱，出现不良反应，轻则晕针，重则病情恶化。

另外，明神还要求医生在每次针刺前都应详察患者机体的变化。通过针刺等治疗，患者无论从病变本身还是心理精神方面都会发生某些变化，随时了解这些变化，及时调整治疗方案，才能做到有的放矢。

《灵枢·九针十二原》云“神乎神，客在门”。神者，正气也；客者，邪气也；在门者，邪循正气之所出入也。换言之，邪气侵入人体，必有表现在外的征象。医者可以通过司外揣内的方法，判断疾病的情况。因此，治神首先要察神，神之变化，本于象上，察在脉象。脉象是神治、神变之风向标，任何病证的治效都可以在脉象上显现，这是“凡治必先治神”的根本。

2. 治神

治神要求医者在针刺开始前应精神内守，专心致志，贯神于针。《灵枢·终始》道：“凡刺之法……专意一神，精气之分，毋闻人声，以收其精，必一其神，令志在针。”指出了医生手握针具时，就应“端以正，安以静”，“如临深渊，手如握虎，神无营于众物”，唯有做到“神在秋毫，属意病者”，方能“刺之无殆”。否则，将会出现《素问·征四失论》所说的“精神不专，志意不理，外内相失，故时疑殆”的不良后果。气血与经络既为人体正常的生理基础，也是疾病产生的重要病机转化所在。凡各种疾病皆由气血运行不畅，阴阳失衡所致。《素问·调经论》曰“病在脉，调之血；病在血，调之络”，说明了气血与经络之间有着不可分割的联系。“治神”需落实在阴阳气血的实质之治上，即治理——治的是阴阳气血之治；理的是阴阳气血之神。临证中，“行气通经”与“以血行气”相得益彰。

3. 守神

所谓守神，即医生在针刺操作过程中，全神贯注体察针下的感觉，不失时机地施行各种手法，同时密切注意患者的反应，随时调整针法。《灵枢·九针十二原》云“刺之要，气至而有效”，神气之相随，气行则神行，神行则气行，所以古人讲“夫行针者，贵在得神取气”。《素问·宝命全形论》在形容针刺得气的神秘之处时云：“是谓冥冥，莫知其形，见其乌乌，见其稷稷，从见其飞，不知其谁。”正因为这种针下气至的变化是看不到的，是无形难辨的，因而要求医生在针刺时应当做到“手动若务，针耀而匀，静意视义，观适之变”。张介宾注释道：“动，用针也；务，专其务而心无二也。适，至也；变，虚实之变也。观之以静，察变之道也。”即针刺时要精神专一，仔细体察针入而出现的气之变化，以辨别正邪虚实。而当针刺入不得气或得气较弱时，应遵从《针灸大成》“用针之法，候气为先”的原则。在留针候气期间，医生同样要意气于针，专心体会气之运行，一旦气至则抓住时机，施行针刺补泻手法。故《素问·宝命全形论》强调指出：“经气已至，慎守勿失，深浅在志，远近若一。”针刺得气后，应采用适当的手法使气聚而不散，仔细体会此针下之气是“徐而和”的正气（谷气），还是“紧而疾”的邪气。确认气之正邪后，则按照补正祛邪的原则，施行相应的补或泻的针刺手法。若医生在针刺过程中神不守舍，则难辨气之正邪，也就无从补泻，或犯虚虚实实之戒，造成“补泻反，病益笃”的不良后果。因此，《灵枢·胀论》指出：“泻虚补实，神去其室，致邪失正，真不可定，粗之所败，谓之夭命。补虚泻实，神归其室，久塞其空，谓之良工。”

（二）患者之神

1. 调精神

针刺治疗能否发挥作用，除了与医者的辨证取穴、针刺手法有关外，还与患者的心身状态有一定的关系。针刺时患者情绪安定，可以充分发挥针刺的作用，提高疗效；反之，消极的情绪会影响针刺效果，过激的情绪变化甚至可致晕针等意外发生。《标幽赋》云：“凡刺者，使本神朝而后入；既刺也，使本神定而气随。神不朝而勿刺，神已定而可施。”故面临患者之时，先要和颜悦色，建立起信任感，针刺时患者才会心静神宁。

此外，在针刺过程中，患者将意念集中于针刺部位，细心体会针刺感觉，有助于医患之间心心相印，神气相通，从而易于得神取气，提高疗效。若患者在针刺过程中神不守舍，往往会导致气血紊乱，经气难守。在一定条件下，精神心理因素对针刺治疗发挥着决定性的影响，即患者讳疾忌医，或缺乏信心，常针药罔效。《素问·五脏别论》中早有明训："拘于鬼神者，不可与言至德。恶于针石者，不可与言至巧。病不许治者，病必不治，治之无功矣。"因此，患者应主动调理自己的精神状态，使之情绪稳定，心态平和，在反映出真实病情的同时，还能借医者用针之时引经络之气直达病所，取得好的治疗效果。

2. 神不使

《素问·汤液醪醴论》曰："形弊血尽而功不立者何?……神不使也……针石，道也。精神不进，志意不治，故病不可愈。今精坏神去，荣卫不可复收……故神去之而病不愈也。"如果患者的神机破灭，"神不使"，各种治疗措施无法发挥作用，再高明的诊疗技术也无回天之力。

神不使，即人身之神不能发挥其主宰调控周身以愈病的作用。如《灵枢·刺节真邪》云："真气去，邪独留……"

《灵枢·本病论》云："得神者昌，失神者亡。"得神则正气充沛，易于对针刺起反应，以激发其调控愈病功能，得气迅速，取效快；神衰则正气虚，难以对针刺起反应，得气迟缓，取效亦慢；神亡则针刺已失去其取效的基础，针刺无效，预后不良。针治之道要本于患者之神，所谓"病为本，工为标，标本不得，邪气不服"。张介宾亦云："凡治病之道，攻邪在乎针药，行药在乎神气。故治施于外，则神应于中，使之升则升，使之降则降，是其神之可使也。若以药剂治其内而脏气不应，针艾治其外而经气不应，此其神气已去而无可使矣。虽竭力治之，终成虚废已尔，是即所谓不使也。”

治神要求医者在治疗中掌握和重视患者的精神状态和机体变化，既要观察疾病的表现，又要了解其精神状态和思想情绪。因为精神因素在治疗中对医患双方均密切相关，对于针刺手法是否成功，疗效是否提高，均有重要意义。因此，在针前、治疗中与患者有良好的沟通，取得其信任，争取家属的合作，使患者树立信心，积极配合，调动患者自身的抗病能力，使其处于有利机体恢复的最佳生理状态，可以获得事半功倍的效果。

三、小结

根据《黄帝内经》的理论，高明的医生重视从治神的角度来治病，平庸的医生只知道治疗形体疾病。这就提示我们，作为针灸科医生，首先要态度端正，精神集中；针刺时谨候气至，慎守勿失；治疗中各至其理，无过其道；同时医患沟通，相互配合。治神贯穿于针刺的治疗中，是针灸的精华所在，对提高临床疗效有着重要的意义。

（孙　悦）

第三章　中药方剂

第一话　仿葛根汤治颈椎病

颈椎病是指颈椎骨质增生、颈项韧带钙化、颈椎间盘萎缩退化等改变，刺激或压迫颈部神经、脊髓、血管而产生的一系列症状和体征的综合征。其主要表现为颈、肩背疼痛，头痛头晕，颈部板硬，上肢麻木。查体可见颈部活动功能受限，病变颈椎棘突、患侧肩胛骨内上角常有压痛，可摸到条索状硬结，可有上肢肌力减弱和肌肉萎缩。

中医学中虽没有颈椎病的提法，但其相关症状散见于痹证、痿证、项强、眩晕等方面的论述，如《伤寒论》“太阳病，项背强几几……葛根汤主之”，《金匮要略》“颈项强急……痉病也”“欲作刚痉，葛根汤主之”。

颈椎病与太阳病均以项强不舒为主症，表现为足太阳经所过之头项、肩胛及与之有经络联系的手太阳经循行之手指、臂、肩、大椎等处部位的强硬、疼痛、麻木。太阳病项背强证，是由于风寒湿邪侵袭，壅阻经络，气血不利，筋脉拘急而成。而颈椎病的产生除与肾虚相关外，主要与风寒湿邪侵袭，流注经络关节，或瘀血阻滞，气血运行不畅，筋脉失养所致。由此可见，两者在症状、病位、病理上皆有类似之处。经脉是气血的通路，气血运行不畅，经输为之不利，故治当发汗散寒，疏通经脉。根据“异病同治”的原则，以葛根汤加减来治疗颈椎病于理也是可行的。

从用药来看，葛根汤就是在桂枝汤的基础上加麻黄、葛根。其中，葛根为君药，甘寒生津，起阴气，鼓舞阳明津液上升布达，缓解经脉之拘挛，引药直达颈项。葛根既能配麻黄、桂枝解肌发表，又能升津液、濡筋脉，以治项背强几几。《神农本草经》云：“葛根，味甘，平。主消渴，身大热，呕吐，诸痹，起阴气，解诸毒。”《名医别录》记载：“葛根……解肌发表出汗，开腠理，疗金疮，止痛……”《本草经疏》记载：“葛根，解散阳明温病热邪主要药也，故主消渴，身大热，热壅胸膈作呕吐。发散而升，风药之性也，故主诸痹。”可见葛根虽不是性温味辛，却因其起阴气，升发脾胃气津，以达肌腠，荣养营卫，滋润肌肤，发汗解肌，而治疗诸痹。桂枝汤调和营卫气血，寓祛邪于调理之中，使邪祛而正不伤。桂枝汤中甘草，兼可调理诸药。诸药合用，则可收通经散邪、升阳舒脉、调和营卫、疏通气血之功。甘草与芍药配伍，又为芍药甘草汤，酸甘化阴，解痉止痛。葛根汤的方药组成和配伍，与颈椎病营卫不和，复感外邪的病理机制相吻合。它既通过调和营卫，使气血畅通以扶其正，又于扶正之中开腠理以散邪，导气血以润筋。此外，颈椎病患者多有头晕的症状，系因脾失健运，清阳不升所致，而葛根入脾、胃经，鼓舞胃气，升举阳气，《本草正义》谓葛根“最能开发脾胃清阳之气”，因而临床常以葛根汤加减治疗颈椎病。

抓住颈椎病的病因及“项背强几几”这个症结，古方今用，拓展经方的适用范围。临床上有很多项背疼痛的患者，用葛根汤治疗常可取得满意疗效。服葛根汤后，有的患者项背疼痛处有发热的感觉，这是阳气将要通达的反映，正如曹颖甫在《经方实验录》中所说：“服后顷刻，觉背内微热，再服，背汗遂出，次及周身……病遂告差。”

【验案举例】

张某，女，52岁。

主诉：头晕2个月。

现病史：患者于2个月前无明显诱因出现头晕，检查发现高血压、高血脂，经治疗效不显。现头晕时作，偶有颈肩部不适、手指麻木，眠差，入睡困难，纳可，二便尚调。平素血压（145～160)/(90～100）mmHg，常有波动。余无明显不适。舌暗红，苔白，脉弦滑。

既往史：高血压，高脂血症。

理化检查：经颅多普勒超声（TCD)：脑动脉硬化。颈椎X线片：颈椎病。

诊断：中医：头晕；不寐。

西医：颈椎病；高血压；高脂血症；失眠。

辨证：痰浊阻窍。

治法：化痰通窍。

处方：葛根汤加减。

葛根 30g　羌活 3g　天麻 10g　桂枝 10g
续断 15g　当归 10g　防风 5g　川芎 8g
骨碎补 10g　金毛狗脊 15g　穿山龙 10g

用法：水煎，日 1 剂，分 3 次服。

坚持治疗 1 个月后，患者头晕基本缓解，睡眠恢复正常，其余症状明显好转，血压基本平稳，自测血压（120～135)/(85～90）mmHg。

（谢新才）

第二话　仿鸡矢醴治臌胀

臌胀是指腹部胀大如鼓的一类病证，临床以腹大胀满，绷急如鼓，皮色苍黄，脉络显露为特征，又称“鼓胀”“蛊胀”“膨脝”“蜘蛛蛊”“单腹胀”。此病相当于西医学所指的肝硬化腹水。

在《黄帝内经》中即有用鸡矢醴治疗臌胀的记载。《素问·腹中论》：“黄帝问曰：有病心腹满，旦食则不能暮食，此为何病？岐伯对曰：名为鼓胀。帝曰：治之奈何？岐伯曰：治之以鸡矢醴，一剂知，二剂已。帝曰：其时有复发者何也？岐伯曰：此饮食不节，故时有病也。虽然其病且已，时故当病气聚于腹也。”而后世也有用此方治愈此病的记载。

考虑此方有不雅之嫌，难为医患接受，笔者遂希望仿其意组方来治此病。

从《黄帝内经》中的记载可以看出，臌胀一病，缘于饮食不节而伤于中焦之气，而鸡矢醴主要有健脾导滞、消食逐水之功。由此笔者就想到可否用鸡内金、黄精为主药治疗此病，后确曾用此法治疗肝硬化腹水，均获良效。

【验案举例】

丁某，男，32岁。

初诊时间：1995年10月。

主诉：脘腹胀满3年。

现病史：患者于3年前开始无明显诱因出现脘腹胀，当时未在意，遂未诊治，后每遇劳累则加重，逐渐出现胁满、纳差、乏力等症，半年前在医院诊断为“肝硬化腹水早期”，查乙肝两对半示阴性，其他指标不详，经治疗症情未见好转。因我返乡，而来求治。刻下症：腹大胀满，青筋微露，胁满，纳差，乏力，面色晦暗，口干而燥，心烦失眠，小便短少。舌质红，苔少，脉弦细数。

家族史：其父10年前因此病去世。

个人史：平时较劳累，无特殊嗜好。

辨证：脾胃虚弱，阴虚水停。

诊断：臌胀。

治法：健脾消导，育阴利水。

处方：

鸡内金 30g 黄精 30g 玉竹 15g 谷芽 15g

麦芽 15g 鳖甲 10g 泽泻 10g 白芍 10g

车前草 20g 茯苓 10g 白扁豆 20g

经 3 个月的调理，患者症情基本缓解，随访 10 余年未再发。

（谢新才）

第三话 小柴胡汤的应用体会

小柴胡汤首见于张仲景的《伤寒论》，主要为邪犯少阳，停于半表半里之间，枢机不利而创立，为治疗伤寒少阳证之主方，亦为和法的代表方。由于该方选药精当，配伍严谨，疗效确凿，因此深得后世医家赞誉及推广。

小柴胡汤在《伤寒论》与《金匮要略》中的记载多达 20 条，其适应证与治疗范围归纳起来有以下几点：①发热：表现为往来寒热，发作有时，或身热恶风，日晡发热等，其中以“往来寒热”为主要特征。②少阳经气不利：见有胸胁苦满，胸胁胀痛，或胁下痞硬，胁下硬满，目眩，咽干等症，以胸胁苦满、目眩为主要症状。③胆气犯胃：表现有口苦，默默不欲饮食，心烦喜呕，或胸中烦而不呕，或胸胁满而呕，或呕而发热，或诸黄，腹痛而呕等，以不欲饮食、心烦喜呕为主要症状。④热入血室：妇人中风，续得寒热，发作有时，经水适断；或产妇郁冒，大便坚，呕不能食等。⑤脉象：脉沉紧，或脉浮，或脉微弱。⑥或然症：或咳，或渴或不渴，或心下悸，小便不利等。以上论述足见小柴胡汤所治之广。不仅如此，后世医家进而拓宽其应用范围。如唐代《备急千金要方》卷三记载本方主治："治妇人在蓐得风，盖四肢苦烦热，皆自发露所为……若头痛，与小柴胡汤方……"宋代《太平惠民和剂局方》卷二的叙述尤为全面："治伤寒、温热病，身热恶风，颈项强急，胁满胁痛，呕哕烦渴，寒热往来，身面皆黄，小便不利，大便秘硬，或过经未解，或潮热不除；及瘥后劳复，发热疼痛；妇人烦热；经血适断，寒热如疟，发作有时；及产后伤风，头痛烦热，并宜服之。"《医方类聚》卷七十八引《简易方》以本方治疗"发热，耳暴聋，颊肿胁痛，胻不可以运"。而元代《世医得效方》卷二将其扩大用于疟疾等。至明代，有些医家以本方治疗外科诸疾。例如《外科理例》卷三、《证治准绳·疡医》卷六、《景岳全书·外科钤古方》卷六十四分别曰其治"瘰疬、乳痈、便毒、下疳，以及肝经分一切疮疡"；"一切扑伤等证，因肝胆经火盛作痛，出血"；"肝胆经风热，瘰疬结核或肿痛色赤"。现代已将小柴胡汤运用于呼吸、消化、循环、神经、免疫等各系统疾病的治疗中。总而言之，小柴胡汤临床运用广泛，各类病证，凡符合少阳枢机不利之病机，皆可酌情用之，甚至有学者称其为治疗内伤杂病的第一方。

方中柴胡味苦、平，微寒，主升主散，为少阳经专药，用之轻清升散，可清透少阳半表之邪从外而解，用量半斤，在方中最大，为君药。但明代张凤逵在《伤暑全书》中提出“柴胡劫肝阴，葛根竭胃汁”，清初叶天士将其引用来作为治疗疟疾的原则后，近代名医何廉臣等均遵循之，后来的一些医生遂把这两味药列为临床的禁忌而畏之。李梃《医学入门》云：“元气下绝，阴火多汗者，误服必死。”《本草经疏》云：“病人虚而气升者忌之，呕吐及阴虚火炽炎上者，法所同忌。”张景岳在《本草正》中论述：“柴胡之性，善泄善散，所以大能走汗，大能泄气，断非滋补之药。凡病阴虚水亏而孤阳劳热者，不可再损营气，盖未有用散而不泄营气者，未有动汗而不伤营血者。营即阴也，阴既虚矣，尚堪再损其阴否?”《重庆堂随笔》谓：“柴胡为正伤寒要药……不可以概治阴虚阳越之体，用者审之。”

肝为刚脏，性喜条达，内寄相火，主升主动。《临证指南医案·肝风》云：“故肝为风木之脏，因有相火内寄，体阴用阳，其性刚，主动主升，全赖肾水以涵之，血液以濡之，肺金清肃下降之令以平之，中宫敦阜之土气以培之，则刚劲之质得为柔和之体，遂其条达畅茂之性，何病之有?”指出肝藏血，血属阴，肝脏必须依赖阴血的滋养才能发挥其正常的生理功能，肝为刚脏，非柔润而不和。从肝的病理变化来看，肝阴肝血易亏，肝气肝阳易亢。柴胡具升发之性，意味着肝阴肝血之用。肝阴肝血亏虚不能制约肝气肝阳，可致肝气上逆的病变，损伤肝脏的功能，故“柴胡劫肝阴”说言之有据。

在使用柴胡时，应注意其适应范围，无论外感还是内伤病，若舌无苔或绛或干，或淡红嫩红，脉细数或沉数，均属肝阴不足，当然不宜滥投柴胡，以防伤及阴血。对于元气下脱，虚火上浮，阴虚火炎，水不济火所致的下虚之热，亦不宜投柴胡。

临床应用小柴胡汤时，如遇阴虚体质的患者，可以不用柴胡而取其法，以银柴胡或佛手易之。佛手，辛行苦泄，入肝，能疏肝解郁，行气止痛，可用治肝郁气滞及肝胃不和之胸胁胀痛、脘腹痞满等。《本草便读》记载：“佛手，功专理气快膈，惟肝脾气滞者宜之。”银柴胡性甘、微寒，归肝、胃经，可清虚热，退疳热。与柴胡相比，二者均有解热作用，而银柴胡为清退虚热，专治阴虚发热及疮积发热之品，无升散之性。以此二药代替柴胡，既可达到治疗效果，又无伤阴之虞。

（谢新才）

第四章　点滴拾余

第一话　回光返照

回光返照是一个常见的自然现象，当太阳落到地平线下时，由于日落时的光线反射，天空会短时间发亮，然后迅速进入黑暗。既往人们点香油灯或煤油灯，灯里的油即将燃尽时，也会突然一亮，然后熄灭，古人称其为“残灯复明”。进入电灯的时代，随着灯丝的老化，钨丝燃烧时同样会突然一亮，继而毁损。民间将回光返照比喻人临死之前，精神忽然貌似好转的现象，也引申为旧事物灭亡之前暂时兴旺的现象。

垂危患者出现的精神暂时好转的假象，中医称为“假神”。假神可表现为久病重病之人，本已失神，但突然精神转佳，目光转亮，言语不休，想见亲人；或病至语声低微断续，忽而响亮起来；或原来面色晦暗，突然颧赤如妆；或本来毫无食欲，忽然食欲增强。这些病情“减轻”的现象，是一种假像，给人一个错觉，误认为患者转危为安，而有经验的人一看便知，这是回光返照，是患者向亲人诀别的信号。

假神之所以出现，是由于精气衰竭已极，阴不敛阳，阳虚无所依附而外越，以致暴露出一时“好转”的假象。这是阴阳即将离决的危候，古人将其比作“残灯复明”“除中”等。据观察，患者一般在3天之内离世。同时，理化检查指标也伴有此种现象。

西医学如何认识人在临死前的回光返照呢？回光返照现象主要发生于严重的器质性疾病的晚期患者，受损器官甚至整个机体的功能已经衰竭，处于勉强维持的最低限度，此时往往是昏迷不醒、奄奄一息。而生命在即将终止时，人体会调动机体内的潜力进行最后的抗争。储存于细胞内尚未消耗殆尽的化学能量三磷酸腺苷会迅速变成二磷酸腺苷，从而一下子释放出大量能量，供给各器官组织。尤其是神经系统和内分泌系统应激的动力，下丘脑和垂体会促使肾上腺皮质立即分泌大量的肾上腺素和皮质激素。这样，患者的心肌收缩就有力了，频率也加快了，继而血压有所回升，血液循环加快，原本一些缺乏正常供血的重要器官，如大脑、心脏、肺、肝、肾等器官因供血突然趋于正常，骤然获得正常血液循环带来的较为充足的供氧和营养物质。其直接结果是患者顿时神志清楚、情绪兴奋、交谈顺畅、面色泛红等，有的患者能趁此机会与亲人诀别，等等。但往往好景不长，只有数小时，长也不超过两三天，机体内残存的化学能量集中释放后，生命之旅也就结束了。

回光返照给患者及其家属延长一段时间，以了却患者的夙愿。若能在回光返照之前预料该现象的发生，并给予及时的干预措施，争取可能的治疗时机，可作为挽救生命的拐点，也是医生们孜孜以求的奋斗目标。

（谢新才）

第二话 什么是药物

我们通常将药物划分为人工合成、天然的矿物、植物等。在探讨药物的范畴之前，我们先得谈谈什么是健康。简而言之，能够适应社会的身体和精神状态就是健康。健康分为两个方面，一是身体状态好，你得有良好的体力从事劳动；二是心态得好，人是社会动物，无时无刻不在与别人打交道，平和的心态是维持健康的基础。

那么什么是药物呢？除了植物类药、矿石类药、化学合成类药、动物类药……广义的药物，可以泛指一切有利于健康、能补偏救弊的东西，包括物质性和非物质性的。例如，在高原等缺氧的环境，氧气便可救命；水摄入不足、汗出过多、流失超量导致脱水，此时水可以救命，就是最好的良药；再如，食物摄入不足，血糖降低，吃饭即是救命，此时，食物就是灵丹；如果受寒引起生病，保暖就是最好的药。如果心情不好，生气了，生病了，能让你愉快的方法，这就是好药；在闷热的环境里，人会中暑，给予凉爽便是良方；过度劳累所致的疾病，休整就是最好的处方。

由此引申一个思考，健康问题伴随人的一生，为了更强健的体魄，我们要全方位地看待生命，不是只有丸散膏丹才能维护维系健康，饮食、起居、情志都是良药，我们更不能只依赖某某片、某某胶囊等，而忽视我们身边的随手可取的“药物”，把目光从药房投放到自然，健康的生活方式、合理的膳食搭配、适度的劳逸结合、适合的药饵药物、愉悦淡泊的心态……为身心健康护航的因素很多，概而论之，不外乎天人相应、法于阴阳、和于术数。

（谢新才）

第三话　药品不是食品，有过不在于药

从医数十年，有一些感想和体会笔者很想告诉大家，可能更有利于人们身体健康。

1. 药品不是食品，食品有时可做药品

当今时常有些报道，说有药店降价促销，或养生类节目介绍某某药品有何种功效，引得人们争相抢购。笔者对此颇感不以为然：药品怎么要去抢购呢？药品不是食品，中医认为治病要“中病即止”，药物不宜长期使用。其实，

药物是具有偏性的，治病就是利用它的偏性来补偏救弊，起到治疗效果。如果运用不当，不论中西药物都有毒副作用，轻则伤身，重则害命。人参再好，并非人人适合；安宫牛黄丸再贵，亦非多多益善。而食品则不同，经过数千年的筛选，食品一般性味比较平和，对身体的补养作用虽不及药品峻猛，但适宜长期食用，循序渐进。

2. 药物是否有疗效，不在于药而在于医

在临床中，经常听患者说“某药治某病很有效”，可推荐给他人使用时就没有效果。其实任何药物都会有各自的功效，只要使用得当都会有疗效。因每个人的体质不同，这就要求医生认真分辨各种情况，区别用药。药味不在多，除危重症外，通常剂量也不用很大，而重在选药精准。所以说，药物是否起效，不在于药而在于医。

3. 药物须慎重使用，谨防药物损害

现在很多家庭都喜欢备些常用药，如感冒药、消炎药等，所以时常听患者说“我上回感冒用某某药，这次怎么越吃病越重”。诸如此类，主要是因为不识药性和病情就滥用药物。如风热感冒却用风寒感冒药，颈椎所致的头晕却用平肝息风药，阳亢型头痛却用通窍止痛药……更有甚者不分体质，人说进补吃某某药好，从之；人说某某节气应该如何，亦从之。这样很容易扰乱机体的平衡稳态，贻误病情，甚则危及生命。清代名医郑钦安更是说得透彻：“病之当服，附子、大黄、砒霜是至宝；病之不当服，参芪、鹿茸、枸杞皆是砒霜。”龙胆泻肝丸就是最好的事例，过不在药，而在使用不当。所以要谨慎使用药物这把“双刃剑”，避免造成不必要的伤害。

（谢新才）

第四话　治病的难易阶梯

第一层：推荐、介绍来的患者。

第二层：普通不相识的患者。

第三层：相识的患者。

第四层：朋友、同学。

第五层：直系亲属。

第六层：老师、领导、名人。

以上由易而难，逐层递进，究其原因，不外乎就诊人员的信任度、依从性，若是不配合治疗，不守医嘱禁忌，纵然再好的医师也是枉然。此外，还有医生本人的心态问题，越是相知相识的人，往往顾虑越多，选药遣方趋于平和求稳，“化险为夷”的治法固然不会出现纰漏，却也影响疗效。此虽人之常情，也不能说全然无害，毕竟尽快解决病痛才是医患双方共同的目标。为医者，孰能无虑？大医精诚，言之虽易，行之甚难，与诸君共勉。

（谢新才）

第五章 求同存异

第一话 经验与科技

现在很多人认为中医学是经验医学，西医学是科学技术。对于这一说法，笔者认为恰恰相反，中医学是科学的，西医学是靠经验的。

澄清这一观点，首先要弄清楚什么是经验、什么是科学，以及中西医究竟是如何认识事物的。

经验，在哲学上指人们在同客观事物直接接触的过程中通过感觉器官获得的关于客观事物的现象和外部联系的认识。辩证唯物主义认为，经验是在社会实践中产生的，它是客观事物在人们头脑中的反映，也是认识的开端。经验有待于深化，有待上升到理论，理论源于实践，实践又检验理论，循环往复，不断演化。在日常生活中，经验亦指对感性经验所进行的概括总结，或指直接接触客观事物的过程。

而科学，传统认为是人类所积累的关于自然、社会、思维的知识体系。随着时代的发展，科学被定义为是一个建立在可检验的解释和对客观事物的形式、组织等进行预测的有序的知识系统，是已系统化和公式化了的知识。其对象是客观现象，内容是形式化的科学理论，形式是语言，包括自然语言与数学语言。现代科学通常分为三个主要分支，即自然科学（例如生物学、化学和物理学等）、社会的社会科学（例如经济学、心理学和社会学），以及研究抽象概念的形式科学（例如逻辑、数学、计算机科学）。但形式科学是否真正构成一门科学是有分歧的，因为它们不依赖经验证据。另外，将现有科学知识用于工程和医学等实际目的的学科被称为应用科学。

中医学承载着中国古代人民同疾病做斗争的经验和理论知识，是通过长期医疗实践逐步形成并发展成的医学理论体系。中医学的产生，根基于中国传统哲学，依托于当时的解剖技术和对药物的反复实践，利用取类比象的方法，最终形成了涵盖解剖、生理、病理、药理、诊断、治疗、养生等内容的全方位的医学理论体系。

而西医学，它是近代西方国家的学者在否定并且摒弃了古希腊医学之后，以还原论观点来研究人体的生理现象与病理现象的过程中，所发展出来的一门以解剖学、生理学、组织胚胎学、生物化学与分子生物学作为基础学科的全新的医学体系。

分清了概念及二者的发展史，我们再来重新审视中西医。笔者认为，中西医最大的分界是显微镜，西医是显微镜下的医学，善于借助现代科技，也更依赖科技，其实更趋向于经验医学。首先是诊断，西医必须通过理化检查以诊断治疗，如果没有发现指标异常，就认为没有病，若症状明显，却没有理化检查的支持，也常被看作是焦虑、抑郁等精神类问题，要么就是亚健康状态。其次，治疗方面，一旦常规应用抗生素无效，就必须通过药敏试验，如果药敏试验没有满意的结果，常常无药可用；同时，尽管西医是对抗医学，对病毒所致的疾病仍然缺少有效的抗病毒药物，只能依靠增强免疫的药物和对症处理。其实在治疗方面有一个问题一直无法回避，西医究竟是治标还是治本？西药貌似见效快，解决了问题，但降压药、降糖药、降脂药、抗凝药、免疫抑制剂……哪一种药物能够治本呢？又有谁不是建议患者终身服药呢？我们是否可以推论，认为西药只是解决了标，而不能治疗根本呢？

我们再看中药的治疗理论，即以偏纠偏，以药物的偏性纠正体质的偏性，谈四气五味大家可能不容易理解，用现代的方式表述，例如中药治疗高血压，不是单纯的扩张血管、缓解血管紧张、利尿等原理，而是处理患者为什么血管紧张、为什么水钠潴留等问题；中药治疗糖尿病，不是影响葡萄糖在肠道内的吸收问题，而是要解决胰岛细胞为什么会罢工的问题。其实抗过敏药是最能说明问题的，西医认为过敏原是导致变态反应的根本，但为什么有人对花粉、牛奶等物质过敏，而大多数人不过敏呢？究竟是花粉、牛奶的错，还是过敏者本身的问题呢？答案不难得出。过敏反应是指已产生免疫的机体在再次接受相同抗原刺激时所发生的组织损伤或功能紊乱的反应，而抗过敏药物主要是能拮抗引起过敏反应的介质（如组胺等）对其受体（如组胺 H_1 受体）的作用，通过竞争性阻断支气管、胃肠、子宫平滑肌上的 H_1 受体，能完全对抗组胺所致的平滑肌收缩及痉挛状态；明显对抗组胺引起的毛细血管通透性增加，局部充血水肿。简而言之，即抑制免疫反应的发生。中药治疗过敏性疾病的道理也很简单，改变患者的基本体质，让患者再次接触过敏原的时候，和平共处，不再做出过激的免疫应答，从而杜绝过敏的现象。同样，中药治疗感染的机制，不是像抗生素那样只针对病原微生物进行杀灭，而是纠正患者的体质，改变病原微生物所处的环境。没有适宜的生存条件，病原微生物自然也就消失了。所以不论是细菌还是病毒，再或是其他病原体，皆是同理。

我们回到之前的讨论，西医学现在仍停留在一种微观认识的层次，虽然在不断深入，看似有许多精微的仪器，很是“科学”，但若讲西医是一个系统的科学或者智慧体系，为时过早。

中医学貌似不是现代意义上简单的科学，中医学的起源时代还没有显微镜、实验室的物质条件，但却从宏观的角度阐释了生命的诸多问题，经历了2000多年的证实，中华民族的繁衍昌盛，中医学的贡献是不可磨灭的。当然，笔者相信，如果2000年前有显微镜的话，先贤们也不会将其束之高阁的，因为中华民族的一大美德就是包容，我们从不排斥新鲜事物，能实现为我所用不亦乐乎。

当然，西医西药绝非一无是处，检查诊断易于接受和理解、用药具有绝对的针对性、给药和治疗途径直截了当，是我们不能否认的优势。西医讲求系统论、还原论，是对抗疗法，中医讲哲学，重调整疗法，此种差别导致二者不容易结合。但以中医的宏观思维，融合西医的微观技术，以道统术，也是可以思考的方向。

（孙　悦）

第二话　现代科技和仪器有没有中医和西医之分

临床上常有患者来了就要号脉，一旦医生开具化验单、检查单，马上质问："你们中医大夫怎么也开检查？"

中餐做番茄炒蛋，西餐做番茄三明治、番茄浓汤，那么番茄姓"中"还是姓"西"呢？

其实，现代科技和仪器是没有中医和西医之分的，它们只是一种检查手段而已。传统中医的诊断依靠望闻问切，随着时代的发展，影像学检查、内镜技术可以说是望诊的延伸；肺功能检查可作为闻诊的延伸；各种评分量表是问诊的细化和延伸；心电图检查、核素检查等与电生理相关的检查可划分在切诊的范围内。

站在这个角度，所有的检测手段就同药物一样，没有中西属性的分别，而唯一的关键点是在何种指导思想下使用，用中医的思维模式就是中医的，反之，用西医的思维考虑问题它就是西医的。以血常规为例，发热的患者检测血常规，西医考虑的是有没有感染、是何种病原微生物感染，中医要看的是有没有外感、有没有气虚或血虚发热的可能。同一份检测报告，提供了不同的线索，开出了不同的处方。

荀子说过："君子生非异也，善假于物也。"2000 多年前没有显微镜，没有化学方程式，所处在那个时代的中医学理论已经把生理、病理、药理、经络、养生等问题从宏观角度阐述清楚了。但现代生物技术已从分子水平进入到基因水平了，中医首先不能排斥现代科技，认为中医要保持传统，不能使用已有技术，这是狭义的中医；更不必担心科技会否定中医、妨碍中医。中医学是有生命的，是要不断发展的，我们必须努力掌握，使之为我所用。现代科技虽然还不够完美，我相信，随着技术的进步，越是先进的技术就越会证实中医的科学性、合理性。

（孙　悦）

第三话　危机·机遇·挑战

危机、机遇与挑战是统一存在的，当今中医的危机是显见的，似乎具有历史的必然性。由于现代教育与传统文化不相衔接，加之西医在近现代的快速发展等原因，导致人们对中医认知的差异，所以对中医持乐观论和悲观论者都大有人在。

中医、西医是两种不同的理论体系，它们在学术思想、方法、内容、形成过程、发展规律等方面，都存在着明显的差异，这就有必要对二者进行比较，有比较、鉴别就会有清晰的认识。

中医、西医是在不同的历史背景和世界观引导下形成的，两种认识思路是东西方两种哲学思想孕育的产物。中医是以中国古代自然观——天人相应的整体观为指导，在历代医家长期实践的基础上，总结形成了以阴阳五行、脏腑经络、正邪标本、辨证论治等为代表的完整的理论体系。而还原论思路是西医研究发展的根本特色，其突出特点有二：①认为整体由部分组成。②认为高级运动由低级运动构成。其注重局部与分析，在西方近代400余年里，西医沿此思路成功地发展，使其成为主流医学并在世界通行。但以历史的眼光考察，中医体系在宏观范畴内几乎达到了尽善尽美的程度，所以尽管遭到西医的挑战，但在自然、哲理模式等方面并没有碰上高层次的对手。对于认识特征，也有人认为中医是思辨性强，西医则直观性强。

在认识层次方面，毋宁说，西医借助了现代科技（以显微镜为契机）发展自身，由肉眼所见向微观深入，现已达基因水平，形成了以细胞、病原体等为核心的明晰的学术体系，它重解剖、构造，可谓是静的医学；而中医主要由肉眼所见向宏观扩展，运用古代哲学思想、古代科技和实践、感应、体验、联想等，在先秦战国时代即已与宇宙恒星等相联系，形成了以太极图式为核心的天人相应的医学体系，它侧重气化、功能，是动的医学。说到中医概念模糊，就是因为缺乏这台显微镜，使得中医在现代观念里显得模糊，当然，按宏观层次要求应是明晰的。

关于病因病理的观点，中医强调病因是人体内（外）的失衡，即主要是正虚邪盛，由此人体的自稳调节状态被破坏，从而出现阴阳盛衰的病机证候。西医则主要探求外界致病因素，认为是由病原体侵袭人体，导致渗出、变性、坏死等病理变化。

在临床上，先说治则，中医最突出、最有特色的是辨证论治，西医主要是对症治疗。再言治法，中医着重于扶正祛邪，激发人体自我治愈的能力；西医旨在杀菌消炎，消除外来致病因素。所以在治病过程中，中医运用整体系统的观点，治病注重于调整，尚不够精细，存在着机遇；西医则偏向于局部的针对疗法，忽视自身的调整及整体联系。诊治的病种，西医以治疗急性病［属中医实（热）证范畴］为多，且疗效显著，中医以治慢性虚弱性疾患（虚证）为多，疗效优良；西医善于外科手术、内科急症、传染病等，中医则以针灸、伤科、妇科、内科病等为其特长。从标本来看，西医尚偏于治标，中医重在治本。

从现代的发展状况来看，西医由于在治疗急症中容易收到立竿见影的效果，且有理论解决的明晰性，以致异峰突起地占据了主导地位。可发展至今，西医反而因其治病完全依赖药物直接作用于致病因素与对症疗法，却忽视了机体自身稳态调整，结果滥用抗生素导致二重感染乃至疾病谱频频翻新，以及抗生素普遍严重的副作用，使其面对许多疾病逐渐陷入束手之境，这在发达国家表现尤为明显，也间接说明其有认识上的缺憾和方法论的错误。而中医虽在过去曾有发展的鼎盛时期，但近代由于受西医冲击，以至于与建立在现代科学基础上的西医比较起来，中医是发展迟缓乃至造成了学术危机。新中国成立以来，振兴中医才真正提到了议事日程，中医事业才又获得了新生。至今，中医学术研究取得了一定的成果，并且在临床上重现出无与伦比的优越性，甚至出现了全球的“中医热”，使中医进入了一个亟待大力开拓研究、发展的新时期。

纵横古今，历史行进到今天，凝聚着东方智慧的中医学，已从现代科学多学科的交叉发展中发现了力量的源泉，看到了自身现代化的希望。中医事业的前途是光明的，前景是壮观的，正如著名科学家钱学森说的那样："说透了，医学的前途在于中医现代化，而不在什么其他途径。""中医可能引起医学革命，而医学革命可能要引起整个科学革命。"并且许多专家都预测：21世纪将是中医时代。

机遇是为有准备的人提供的，在民族意识日益觉醒的时代，我们就是要努力学习，去抓住机遇，接受挑战，消除危机，守正创新，赶超世界先进水平。

（谢新才）

第六章　医患之间

第一话　病不许治者

《素问·五脏别论》说："拘于鬼神者，不可与言至德；恶于针石者，不可与言至巧；病不许治者，病必不治，治之无功矣。"

经过多年的临床，笔者确实遇见过一些"病不许治者"的患者，现探其究竟，试做如下分析。

1. 迷信鬼神

"拘于鬼神者，不可与言至德"，"至德"指医学理论，是历经无数先人总结升华而得，系天之正道，而天役人鬼神，若不从天道，而仅迷信于鬼神，这样的患者不可能相信医学理论，更是无法治疗的。

2. 畏惧治疗

"恶于针石者，不可与言至巧"，如针、药、手术、心理疗法等治疗手段，各有所长，而有些病需要针灸治疗，可有的患者因怕针而拒绝针灸治疗，如何能取得疗效呢？

3. 排斥治疗

有的患者认为自己病入膏肓，已经没必要治疗，故而不接受任何治疗。

4. 固有观念

人的观念一旦形成就很难改变，例如有人不相信中医，宁死也不接受中医治疗。

5. 放弃治疗

有的患者认为治疗费用过高，继续治疗会影响家庭的经济状况，为了不拖累亲人，而放弃治疗。

6. 命运机缘

医患之间冥冥中也有些许缘分，有时医生认为很棘手的病疗效却出奇；反之，医生认为有把握治愈，患者偏偏不相信，而不接受治疗。

7. 哀莫大于心死

有的患者因求医累累受挫，最后心灰意冷，而放弃治疗。

……

总结上述原因，应都属于“治之无功矣”。

救死扶伤是医生的天职，但面临患者“不许”的情况，也要谨慎看待。对于畏惧的患者，可以安抚紧张情绪。很多害怕针灸治疗的患者，初次治疗时给予轻柔的手法，一旦尝试治疗后，多数是愿意接受治疗的。对于不信任医生的患者，另谋良医也是好的选择，任何一名医生都不可能“包治百病”，即便再擅长的病种，也会有效果不满意的患者，或许在其他医生的治疗下恢复得更好，尊重患者的选择，也不违背医德。对于经济困难的患者，在政策规章允许的范围内给予帮助，笔者相信这是医者的天性。至于那些想要放弃的患者，笔者向来主张敬畏生命，能够努力的就不要放弃，一则每个生命都是来之不易又无比珍贵的，二则生命其实并不完全属于个人，每个人的身后都有家庭，有无法摆脱的社会属性。笔者希望每个患者都能重视自己，既为自己，也为家人，医生再尽全力救治也是外因，自己想要战胜疾病的信心和勇气、对医生的信任和依从才是内因。

（谢新才）

第二话　与患者说几句

随着经济的发展，医疗环境在发生着巨大的变化，医患之间的关系也随之发生了改变。笔者从医至今，有几句肺腑之言很想同患者聊聊。

1. 医疗不是消费

每个人的身体状况，首先是先天禀赋，冉者是后大调养。有的人先天体质强健，对生活方式的要求自然放松一些，而有些人生来体质孱弱，后天必须细心呵护。所以，健康不是用钱来购买的，生命更不可能靠钱来维系，虽然金钱可以换取最好的医疗条件，但不一定能换来健康，更不能延年。

试想，如果身体健康，即便倒贴，估计谁都不愿意喝药，更不会接受“开膛剖肚”。

病患的心情我们都能理解，但医疗不是消费，不是花了钱就能买到健康，也不是别人花了100元病好了，自己同样100元也能好。健康和生命不能用钱来衡量，所以别把医疗当作消费行为。

2. 医疗不是服务，治病需要协同配合

为了提高患者的满意度，总在提“以患者为中心”，虽说换位思考，设身处地为患者着想，急患者之所急，无可厚非，但笔者衷心希望能“以治病为核心”。道理很简单，医生是专业人员，结合病情，为患者提出合理化建议，很多患者并不接受，如果以患者为中心，是不是会听之任之呢？如果医生坚持自己的专业意见，难免会遭到患者投诉；反之，向患者妥协，疾病治疗效果不满意，又会遭患者埋怨。试问，医生到底该如何取舍呢？

医务人员给患者的治疗方案、生活指导，都是为了患者的健康考虑，但很多患者并不理解。“以治病为核心”，强调医患双方的目的是相同的，同时也提示患者，要听从医护人员的指导，不能固执己见。

3. 医生只是维护健康的一个环节

健康源自先天、仰赖后天，医生能帮助患者的地方并没有想象中的多。例如，先天血管畸形，或是体弱多病，医生能做的是帮助患者在现有的身体条件下，尽可能减少发病的概率，提高生活质量。

（1）生老病死是大自然的规律：生老病死是谁也无法改变的自然规律，我们只能珍惜现有的生命和健康，当这段历程即将结束时，不论你是否留恋，不管你富贵贫贱，即使再优秀的医生也无力回天。

（2）社会上的各种因素不是医生能决定的：人生在世，跌宕起伏也是难免，先贫而后富者自然春风得意，若先贵而后卑，失落伤感也在所难免。更何况世态炎凉、人间冷暖，郁郁而终、乐极生悲的事情屡见不鲜，这些既不可避免，而又直接影响我们的生理、心理，更不是医生能够改变的，只有“恬惔虚无，精神内守”，与君共勉。

（3）先问问自己是不是没注意保养身体：现在很多患者总在问医生自己为什么会生病、怎么还没有治好，其实反思一下，自己在健康的时候是否在意过？在举杯畅饮的时候、在通宵熬夜的时候、在大快朵颐的时候、在拼命工作的时候、在怒不可遏的时候，请问有谁想到了自己离生病有多远？即便病倒了，是不是真的遵守医生的建议，严守禁忌呢？

没有人可以为你的健康负责，除了你自己。个人对身体造成的伤害只有自己知道，自然也只能自己买单。

（4）各种因缘际会不是医生能决定的：医患之间讲求相互理解、配合，如果一名患者就是不愿接受某位医生的建议，即便再正确的医嘱也难奏效。

所以，医生只是整个健康环节中的一小部分，在诸多影响因素中并不占据主导地位。

4. 任何一位医生都不是全能的，患者要尽可能找寻适合治疗的医生

人无完人是常识，即便医学再发达，无论医生怎么努力，任何一位医务人员都不可能治好所有的病，患者更不能苛求医生药到病除。

5. 合理的检查是必要的

很多人认为医生开药、开检查是为了赚钱，其实患者不理解，看似没用的检查项目未必不合理。站在专业的角度给出的判断，很多人是意识不到的，当拿到检查结果才发现确实有问题。例如，有人腿疼，腰没有不适，医生考虑腰椎问题，部分患者就会有异议，直到影像学检查指出某节腰椎出现问题，患者才恍然大悟。

维护患者的权益本身没有什么不对，但有些检查也是必要的。请问，没有检查能确定诊断吗？从医疗法规和诊疗常规的角度看，没有通过检查的诊断是不被认可和承认的。所谓的金标准，哪一项不是需要理化检查作为依据呢？当然，我们不能否认过度检查、过度医疗现象的存在，但这样的做法终究是小概率事件，不能因此而否定大多是合理的检查和治疗。

（谢新才）

第三话 与医生说几句

1. 时代病

随着时代的发展，疾病谱也在不断更新，30 年前的中国人，BMI 不合格的很少，现在有多少人合格呢？30 年前有多少颈椎病、腰椎病，现在 20 岁左右颈椎病的司空见惯。以前血吸虫被视为“瘟神”，现在临床能见到几例？

人生活在社会中，衣食住行在发生着日新月异的变化，生活方式直接影响疾病的发生。困难时期，物资匮乏、食不果腹，脾虚的患者要补养；现在肥甘厚味、生冷无度，同样是脾虚，反而要注意疏导、祛邪。

《素问·疏五过论》就是提示临床医生，在诊疗过程中要关注每一个细节，一个不经意的小小因素，或许决定了整个治疗过程的成败。

2. 医疗不是服务，治病需要协同配合

笔者认为，“以患者为中心”应改为“以治病为核心”。医疗从本质上讲，不完全是服务行业，因为医疗是有底线的。有的医生为了得到患者的好评，一味妥协，只要患者满意就好，其实这是不对的。因为医生具备更专业的知识，有时候妥协就是在纵容疾病的发展，看似对患者态度好，实则是在害他，即便与治疗不相违背，导致疗程延长，也不是什么好的事情。

以治病为目的，争取患者最大限度的配合，才能双赢。

3. 医生只是维护健康的一个环节

“有时治愈，常常帮助，总是安慰。”这是长眠在美国纽约东北部的撒拉纳克湖畔特鲁多医生的墓志铭。其实，作为医护人员，能为患者提供的帮助是有限的，方方面面的因素共同作用于健康，医疗只是其中一个环节。我们应该让患者正视这个事实，加强自我管理、自我保健，看似无为才是对患者最大的帮助。

4. 生老病死是大自然的规律

生老病死是不可逆转的规律，能够延续生命是每个医护的追求，但延续是有限的，最终的长眠是不可避免的。在治疗和抢救的同时，让所有的人直面“死亡”，恐怕是比治病更难的事情。

5. 永远都会有治不好的病

世上会有“神医”，但不会有“医神”。人就是人，能力是有限的，再优秀的专家也不可能治好所有的病。作为医生，治好病也没有什么可以骄傲的，因为这是你的本职工作。当然，有的病没有治好，也不必过于自责，因为你不是神。与其把精力浪费在自责懊恼中，不如打起精神，虚心求教，总结经验，逐步提升自我。

6. 社会上各种因素不是医生能决定的

“闵闵乎若视深渊，若迎浮云，视深渊尚可测，迎浮云莫知其际。”医理如此，为人处世难道不也是如此吗？作为社会的一员，很多事情当事人决定不了，作为医生更是爱莫能助。笔者更倾向于鼓励患者，平衡心态，乐观面对。我们改变不了的境遇、无法逆转的结局，换一个角度、换一个心境去处理，也许不是最坏的状况，所以“上知天文，下晓地理，中通人和”是对医生较高的要求。

7. 各种因缘际会不是医生能决定的

医患之间也要讲一些“缘分”，医生的处理风格和患者的性格匹配，依从性就更好。比如医生详细的解释，对于慢性子的患者来说是有耐心，但对于急脾气的患者来说简直就是啰嗦；医生处事简单利落，对于急脾气的患者可能是直截了当，而对于焦虑的患者来说就会认为是不负责任。所以对于不同脾气秉性的患者，适当转换风格，既可减少不必要的纠纷，也会提高患者的信任度。

8. 任何一位医生都不是全能的

“言不可治者，未得其术也”，作为座右铭，其可鞭策每一位医生不断提升专业水平，但现实是谁也不可能真的成为全才，总会有一些短板、不擅长的方面。一来要虚心求教，博采众长；二来，对于自己不擅长的病患，及时推荐给适合的医生，对自己、对患者都是明智之举。治病救人是我们的大职，但千万不能逞强，否则对患者也是不负责任的。

9. 转换思维

都说“条条大路通罗马”，治病也是如此。有时看似对的治疗方案反而收效甚微，既要仔细考量是否忽视了哪些重要的线索，也要转换一下思维方式，换一个角度或许会有新的突破。

（谢新才）

第七章　医学之路

第一话　有关学好中医的几点建议

不论是作为专业还是作为爱好，现在越来越多的人想学习中医。除了兴趣爱好和勤奋努力外，下面结合自身的一点体会，提出几点建议，希望能够帮助大家学好中医。

1. 回归传统

（1）传统文化：很多学生反映初学中医难以理解，究其原因，是基础教育问题。现行的教育以数理化为主，几乎不涉及中国传统文化的学习，所以传统文化的缺失、传统思维模式的脱节必然导致中医学习的困难。

（2）传统哲学：中医要想入门快，先从学哲学入手比较容易，这样才能更好地理解古代中国思想传统。常言道“不为良相便为良医”，大到治国，小到治病，往往有相通之处。

2. 求师问道

“博极医源”“精勤不倦”作为中医药院校的校训，也道出了学医之路的艰辛。学医的过程就是受苦的过程，博闻强识不是与生俱来的，只有秉烛夜读才能换来足够的知识储备。

师承是中医的一大特色，每位老师都有其独到之处，跟师的过程中要勤于思考，极端保守的老师几乎是不存在的，能够提出有质量的问题说明学生真的用心学习了，每突破一个瓶颈就是一次提升。当然，术业有专攻，能够跟不同的老师学习也会汲取更多的能量，不必固守一师一派，因为医生和疾病没有门派之分，只论能否治愈。

3. 重温经典

《黄帝内经》作为中医学的奠基之作，从各个角度阐述了中医学的基本理论，同时文辞优美，时常翻看，常读常新，每次读都会有新的体会。

《黄帝内经》《伤寒论》这样的古籍，是经历了千锤百炼的经典之作，也为临床提供了极具实用性的经验之方，虽不必倒背如流，但要烂熟于心。

我们对经典的要求是通晓其意，仿其理而不限其方，效其法而不拘其药，结合现代人的特点，选取更为适合患者的药物，切不可以只知泥古，全然没有变通。

4. 临证历练

读书—临证—再读书—再临证，是每一位医生的必修课。只有反复锤炼，不断查缺补漏，才能不断加深对书本的理解。

学习到一定程度，要向思路上提高，不要局限在一方一药上，这就是从术向道的升华，此时要去繁取简，复杂问题简单化，建立自己的思维模式，并通过不断的临床实践证实和修正。

5. 修行悟道

基础知识是可以通过刻苦读书获得的，但有些东西是要靠“悟”的。以针灸为例，针灸师与厨师极为相似，同一本菜谱，不同的厨师炒有不同的风味，同一个针灸选穴处方，不同的针灸师有不同的疗效。针刺得气的手感、对神的把握、操作的手法……这些内容只可意会难以言传，针灸师只有细细体会；如同厨师观察火候一样，不是通过温度觉测量出来的，而是用心体会菜品在锅内的变化，由质地、颜色的改变推断火候。所以针灸师的成功与个人悟性有很大关系，而悟性不等于聪明，更不全靠努力，需要感悟，用心体会。

（谢新才）

第二话　悟性·勤奋·使命

悟性是一个人对某一事物的颖悟力，即感知、思考、洞察、理解、分析等多方面的能力。从某种意义上说，悟性有天赋、天分、天才的含义。而勤奋就是通过努力勤劳去做事，是认识事物的过程。使命就是对事物真理性规律的追求，更好地发挥意识的能动作用来为人类服务，这与时代紧密相关。

什么样的人是有悟性的人？有的人理解就是：

在最短的时间里抓住机会的人。

不会被事物表象迷惑的人。

能够以一晓百、一点就通的人。

站在现在看未来的人。

……

悟者，吾之心也！一人一悟性，只可意会，难以言传也！

总结起来，悟性就是要具备四种能力：敏锐力、洞察力、逆向思维、前瞻性。一个人想具有其中某种能力并不难，有意去学习培养就可以达到，但如果想同时具备这四种能力的话，可能除了努力外还需要一点天赋。

当然，通过勤奋努力也可以增强悟性，这也是“勤能补拙”的道理。天才＋汗水＝成功，使命感会激励有悟性的人，加倍勤奋。反之，悟性和努力积累到一定程度，也会增强使命感。以国医大师贺普仁教授为例，他对针灸学有较高的悟性，对穴位的感悟突破常规认识，又通过刻苦勤奋，逐渐有了要振兴中医针灸事业的使命感。如果一个人有远大的理想抱负，有强烈的社会责任感，有奉献和牺牲精神，就能够将其化作持久不衰的学习和工作动力，干一行，爱一行，专一行。

（谢新才）

第三话 “医者，意也”

有人认为医学只能意会不能言传，我觉得不完全是这样的。就“意”的解释而言，儒家谓“意”为人对事物的思想、态度。先秦儒家非常重视“意”，认为人对事物与行为的好坏都是由意造成的。故汉代刘向《说苑·修文》云：“检其邪心，守其正意。”

站在医学的角度来看，“意”就是思维的意思，学医就要有思维体系，只有你有了思路，学的东西才能成为你自己的。比如风寒感冒，你首先要知道有什么药可以治，然后你辨为阴虚，你就可以开出方子。电脑也是输入了程序就可以自动运转，学习也是学到了一定程度才可以自动运转。

现有的教育体系对思维的培养还比较欠缺，而教材更是缺少这类东西，所以学生们常感学了很多东西，但又不知道该用哪些。这是因为你的思路还没有理顺，程序还没有发出指令。

我跟我老师学习的时候，好多人就抄他用了什么穴位，选了什么药物，有什么功效。而我重点关注的是他调整了什么穴位或药物，因为变化的就是他的思路。只要抓住了思路，你也可以达到同样的程度，甚至超过老师，这一点也不奇怪。

我临床带教，对理论等知识从不做过多的要求，希望学生们能培养思维模式，理清思路，跟我实习的学生结束后常感慨说："以前不知道您说的思路是什么，学完三个月才明白什么是思路。"

（谢新才）

第四话　追求·艺术·境界

要当好医生是很艰难的，需要有孜孜不倦的追求精神，而只有学习到"心有定见"时才能较好地为患者服务。

学习中医二十余年，回顾以往走过的历程，比较感慨之一的是：从学习中医理论到临床实践，到最终自己独立诊治患者，要做到心有定见委实不易。看看我们不少同学、熟识的同道等便可证验，他们在学校学习刻苦，成绩优良，刚上临床时雄心犹在，兴趣盎然，可历经数年磨炼，被患者考验得信心尽失，徒唤"奈何"。

我认为比较根本的原因，就是对中医理论认识不够，不能理解，难以转化为自己的知识，无法用理论指导实践并运用于临床。纵观医学生所经历的教育背景，因为从小学到中学的现代教育与中国传统民族文化相脱节，所以要理解中医有着观念的隔阂或差异，虽然在大学有医古文课程，但显然有杯水车薪之感。

而我国许多名老中医一般都是靠中医疗效济世救人，

扬名立万，他们为什么能将中医运用自如呢？我认为主要与他们接受的传统民族文化教育有关。正因如此，当前师承教育显然是当务之急，这不仅是为了抢救中医这个宝库，造福人类，更是关系到民族文化的大事，有必要从历史的角度来对待这个问题。

我因自幼体弱多病，常涉医门，渐知西药之显效，喜爱中药之天然，故爱医成性，尤喜综中参西。用中药治病，因每遇良师，常思颖悟，故施治救人，疗效常能于意料之中。而用针灸治病，在大学时虽刻奋研磨，因乏名师指点，疗效难于理想，常十失五六，每每慨然。自从遇上贺老等名师后，始有所悟，几载历练，已感远胜于往昔，治病能有定见。贺普仁教授常说："治病不仅要做到心有定见，更要对每一种病种，都要有数个、数十个甚至数百个方案来应对它，待面对具体病情时灵活应用。"我也正在努力向这个目标迈进。

医学是无止境的，追求也是无止境的。在学到一定程度时，我感到医学与艺术一样，艺术讲究精益求精，尽善尽美，医术也如此。贺老总是像一个艺术家创作艺术作品那样从事医术的研究和实践。

贺老常说："我们搞针灸，跟厨师炒菜很类似，如炒菜前给每一位厨师的菜谱、菜料、配料、佐料、设备、能源、手法等应说都是一样的，可经过各位厨师的烹调，其味道就有差异，厨艺高者味道就美妙，差者甚至送给你吃你也不愿开口。针灸也一样，给你的病种、针具、处方、穴位、条件等都一样，可经过每位针灸师的操作，其临床疗效也有差异。造成厨师和针灸师差异的关键是什么呢？大概是火候和对病的把握程度吧。如果完全按量化程序操作的话，应说人人都可以达到高级水平，可现实并非如此，说明有些事情不能单凭量化来决定。”

再举一个比较容易理解的例子，如美术等艺术的量化问题，画家做的画，原画的价格可值多少万甚至百万以上，可复制品（量化品）的价格就可想而知了。所以说能量化的东西就难说是顶级产品。针灸也是一门艺术，比如穴位、针具、灸具、操作方法甚至面对的患者都一样，可疗效肯定会有差异。

而在西医学研究领域里，非常注重的是各项指标要量化，即要有精确数量，如在分子领域几乎就要以微克甚至皮克来衡量了。这从微观领域等某些方面搞科研来说，本也无可厚非，也许至道在微，似乎谁把显微镜放得越大，谁就站在科技的尖峰。可医道又在哪里呢？这与宏观抑或微观有必然的联系吗？

宏观的量化同样要引起重视，有人认为宏观的东西似乎不太科学，连自己亲眼所见都抱有怀疑态度。我以为认识问题应该以肉眼所见为出发点，包括思维的形成等，所以最可信的应该就是宏观的量化。

但由于病种的特殊性及数量稀少等原因，临床资料要做到量化（能做统计处理）也存在不可能性，如我曾救治过5例中暑患者，贺老在60多年的从医经历中治乳泣也才2例……如此之类，如何能按现代统计学的要求去做分析处理呢?

总之，我认为不必拘泥于量化，而应实事求是地去探寻医道，治病救人。

在实践中，随着认识层次的不断提高，疗效也随着提高。“认识”实际上是对事理的见解，也可以说是一种学以致用的过程。有贤能者将认识的层次归纳为四种，即知识、能力、水平、境界。

1. 知识——存储、记忆

知识就是直接从别人那里或从书本得来的对事物的初步印象，在学校大致就是这样一个学习过程。

2. 能力——思维、模仿

从书本等获得知识后，逐步通过自己的思维、模仿（当然，人就有这种认识世界、改造自然的天赋）等，逐渐去印证自己的世界观，属局限的认识能力。

3. 水平——实践、运用

通过局限能力的累积和反复实践，达到运用自如的程度。

4. 境界——通达、全面

通过不断的运用自如，实现对事理的全面了解和全盘认知，有豁然开朗的感觉。

我认为在前面层次的基础上，通过融会贯通、触类旁通、悟性重塑，还可出现第 5 种境界——创造力。

对此，张仲景有“生而知之者上，学则亚之；多闻博识，知之次矣”的感慨。而《黄帝内经》则难遏对境界的追求：“视深渊尚可测，迎浮云莫知其际。”“至道在微，变化无穷，孰知其原！”

（谢新才）

第五话 追寻医道的感慨

《素问·疏五过论》记载：“黄帝曰：呜呼远哉！闵闵乎若视深渊，若迎浮云，视深渊尚可测，迎浮云莫知其际。”（闵闵乎。吴云：玄远莫测之貌。高云：闵闵，忧之至也。）

道，即规律，是真理性的认识，真理具有相对性和绝对性。

刚开始阅读此段文字的时候，也不知道它追寻医学的真理为何与“视深渊”“迎浮云”相联系，通过数十年对医道的探寻，才感受到这是圣人对追求医学真理达到一定境界的慨叹。不这样表述，就难以抒发对追求医学境界的情感。

真理具有相对性和绝对性，在古代人们用深渊与浮云来比喻医道的相对性与绝对性，从现在来说，有了飞机，可以在飞机上直视浮云，可见对医学的认识也在不断推进。但在飞机上，面对浩瀚的星空，对宇宙而言，仍然莫知其际。

在当时，人们已经形成了一整套理法方药的医学体系，大部分病都可以得到有效的治疗，但追寻到一定阶段，再上升一个台阶，要取得疗效，需考虑的因素越来越多，如《疏五过论》等篇章所述，均非已有理论所涵盖的内容。所以，也可以说，深渊与浮云，引申到现在，随着科技的发展，显微镜、电子显微镜是对微观医学的进一步发展。所以我们既要把握宏观也要把握微观，既要知道常态也要知道变态，不断提高对人类的认识，更好地提高临床疗效。

（谢新才）

第六话 提一个“合金中医”的观念

人们通常提到的“铁杆中医”，是指那些对中医情有独钟，又保持传统的中医大夫。他们对中医的情感毋庸置疑，很多人把毕生的精力和心血都投入了中医事业，是一群值得我们这些后辈敬仰的人。

是铁就难免生锈，在当下，迫于经济及各种规定、考核的压力，能够保持这份初心的中医人又有多少没有动摇过呢？你潜心修炼了十年、数十年的正骨术、小夹板，可使患者免于手术的痛苦和长时间固定关节所引发的后遗症，远不及影像学检查加手术治疗的经济效益，同时因为操作的不可视性还会面临更大的医疗风险，所以越来越难找到拥有这样技术的人了。

再者，铁是极普遍又很廉价的金属，“简便廉验”一直被视为中医的四大优势，中医看似简单、方便，却内含从业人员多年的刻苦修炼，其疗效确是不争的事实。但随着人们经济意识的提升，“廉”无形中也在葬送中医。直白些说，任何一个家庭培养子女，都希望能够考上理想的大学，毕业后有一份不错的收入，哪位家长希望自己的孩子收入微薄呢？任何一个时期，最为热门的专业一定是人均收入较好的专业，自然也会有大批的优秀学生涌向该专业。此外，“便宜没好货”也是中国人的一个固有思维，一分钱一分货，你廉价必有缘故，一定没有高价的品质好。因此，过于廉价的治疗费用，一方面导致从事中医事业的人员收入较之西医大夫差距悬殊，会迫使其中一些从业者转投其他专业；而更为可怕的是，后继乏人，因为一个不能得到社会认可和获取较高收益的专业，绝不能吸引优秀的学生。我不提倡拜金主义，在此只是想提醒各位中医界的同仁，一项事业的发展，不单单要依靠当下这代人的努力，更要托付于未来，我们不是在给自己争取什么，而是要告诉年轻一代，选择中医终将是一条康庄大道。

此处提一个“合金中医”的观念，其意有三：

一来是因为合金更为抗腐蚀。在中西医并存的时代，中医的发展极为艰难，有太多的不理解和不认可，“初心易得，始终难守”，人员的流失也是不可避免的。当然，我们也不应该指责什么，人各有志，找到适合自己的平台，展现各自的才华，不也是乐事一件吗？我们只希望现有的中医人能够保持这份初心，富贵不能淫、贫贱不能移，把艰难险阻置之度外，越是受到阻力越有前进的动力，把别人对中医的不解化作推动中医现代化的动力，一个个打消外界的困惑，不就是在证实中医的科学性和可行性吗？

二来是因为合金的可贵之处在于若干个金属元素融合在一起，使坚硬度、柔韧性、抗腐蚀性、耐热性等诸多性能发挥到极致。我们期望合金的概念，是中医人在保持文化自信的同时，广泛涉猎多方位、多层次、多角度的信息，不断接受新技术，以充实自己，全面挺进微观领域，整合西医的认识成果，以提升完善自我。

最后，“合金”与“合今”同音，古为今用，洋为中用。不排外也是自信的一种表现，现代化的检测技术没有中西属性之分，它就是一个手段而已。药物也是如此，既不姓“中”也不姓“西”，要看使用者的思路：你用中医的思维开化学药、看化验单，那它们就是中医的；反之，用西医的思路开中成药，也难说它们不姓“西”。我们不需要指责或争辩什么，做好自己的事情，坚守自己的道义，就是最有力的反驳。

中西医的碰撞虽然让我们中医人感到了深深的痛，但也是中医复兴的绝好契机。现实提示我们不能再只知道低头走路，只想着怎么把病看好，我们需要抬头看未来，给中医下一步的发展规划道路。现代科技并不是绝对地否定中医，而是没有找到正确的科研方法来证实中医。作为中医人，我们更不能主动排斥现代科技。我们谈阴阳五行，人家讲分子基因，怎么能够对上话呢？“传承精华，守正创新”，西医的研究方式就决定了它无法向宏观领域发展，而中医的发展还大有可为。宏观思维完全可以渗透到微观领域，并引领微观领域的研究，若中医能以微观技术为己用，既可创造与西医沟通的一门新语言，同时更可证实中医理论的科学性。以微观辨证为例，血常规和八纲辨证一旦建立联系，任何一位医生，哪怕是西医大夫，也可以直接判断出患者的寒热虚实，再开具处方时就会结合患者的体质而不是单纯依据药品说明中的主治症状，药物使用的准确性将大大提高，对患者而言就是最大的福利。如此，“以道统术”“以中领西”的模式就初步形成了。

《中共中央 国务院关于促进中医药传承创新发展的意见》提出：“传承创新发展中医药是新时代中国特色社会主义事业的重要内容，是中华民族伟大复兴的大事。”落实习近平总书记关于中医药工作的重要指示，促进中医药传承创新发展，切实把中医药这一祖先留给我们的宝贵财富继承好、发展好、利用好，是全社会的共同责任。作为中医人，更是责无旁贷，从衷中参西到中西结合，我们大胆地提出“中西医融合”的设想。中西医同为人类健康服务，目的相同，本无分歧，又怎么会产生对峙呢？中医发展至今，向微观进军已经是大势所趋，中医不能再把目光局限在某一方、某一药治疗某一病的有效率是多少。理化检查同八纲辨证、胃神根等中医概念的关系，药物性味归经同基因靶点的关系，经络实质同染色体和神经递质等的关系……在此我们只是抛砖引玉，这些设想也未必完美，另外，现有的研究和统计手段也未必就是绝对正确的，还需要专业的科研人员完善设计，找到评价中医更为客观合理的指标。

从事中医的时间越长，对中医的爱就越深，秉烛达旦学习也不会觉得疲惫，煞费苦心探讨治疗方案也不会觉得痛苦，面对非议一笑而过也不会斤斤计较，因为我们的内心坚信中医对人类是有益的，中医的理论较之现有科技水平是具有超前性的，而中医的复兴、中国传统文化的复兴和中华民族的伟大复兴是指日可待的，我们要为之奋斗。中医的传承和发展，既是我们的谋生之道，更是我们作为中华儿女的民族责任。无论道路多么崎岖，多么漫长，支持我们继续下去的是我们对中医的爱，是我们的这份文化自信。“不忘初心，方得始终”，望与诸君携手前行，为中医开创更广阔的一片天地。

（孙　悦）

第八章　第三批全国老中医药专家学术经验继承人跟师心得摘要

谢新才作为第三批全国老中医药专家学术经验继承人，师从贺普仁教授，在2003—2006年跟师期间，以及2008—2010年完成“北京新名中医培养战略工程”期间，重温经典、随师出诊，颇多心得，现摘录部分内容，其中有的是诊疗病历，有的是经验总结，有的是思路探讨，也有的是尚属假说设想，有待进一步求证，在此选录，为求抛砖引玉，引发同道的思考，若能有所突破，亦是幸事。

第一话　练功出偏的治疗

前些年出现的全国性的武术气功热，由于练功者自身的禀赋不够，加之缺乏名师指导，导致近几年因练功出偏甚至走火入魔而来求治的患者有渐多之趋势。

练功出偏主要包括练武术和练气功导致出偏两种情况，主要病机是气机逆乱。其临床见症较多，主要以气窜、气胀感为主，多有头晕、胸闷、疼痛、失眠、惊悸等症，甚至有莫可名状、精神空虚、欲神似仙等症状。

本病的治疗，贺老认为应以调理气机、安神定志为主，主要从以下几个方面考虑：①以中焦脾胃为主，因中焦为气机升降之枢纽。②通调任督小周天。③肝主疏泄开发。④肺主气，主肃降。⑤肾主纳气，固藏精气。⑥心主神，主血脉，为五脏六腑之大主，若神明已乱，当以调养心神为主。临床中，当视具体情况而定，可相互协调。

临床上练气功出偏者较多，而练武术出偏者较少，现就记录一例，进行分析。

【验案举例】

陈某，男，22岁。

初诊日期：2002年12月29日。

主诉：自觉气窜半月余。

现病史：患者于2002年12月14日在练八卦掌后因劳累过度而出现气窜横行感，自觉气从臂部向上向手乱窜，难受，以致夜不能寐，纳食不下。经多方求治未见疗效，现患者仍自觉气乱窜，夜不能寐，纳食不下。

望闻切诊：神疲，精神较弱，舌红，苔黄厚腻，脉细弦。

其他情况：无特殊可记。

诊断：中医：练功出偏。

西医：神经症。

辨证：气机不畅。

治则：理气纠偏。

取穴：水沟、委中、内关。

刺法：毫针刺。

疗效：经随访，1次治疗即痊愈。

分析：本例以水沟开窍醒神，通调任督小周天；因八卦掌以腰为枢纽，故取委中以调理腰肾；再根据气窜感，取内关调理气机。诸穴合用，而能取得满意疗效。

第二话　缪刺法治疗周围神经损伤

缪刺法早在《黄帝内经》中即有记载，《素问·缪刺论》指出："邪客于经，左盛则右病，右盛则左病，亦有移易者，左痛未已而右脉先病，如此者，必巨刺之，必中其经，非络脉也。故络病者，其痛与经脉缪处，故命曰缪刺。"

贺老在临床上对缪刺法的应用非常广泛，除将其用于止痛外，在治疗周围神经损伤方面，也有明显的疗效。

【验案举例】

白某，男，8岁。

初诊时间：2002年10月19日。

主诉：左足下垂半个月。

现病史：患儿于半个月前在家上厕所时摔倒，后出现左足背屈不能，行走时不灵活，左足拖地、力弱，在北京积水潭医院做腰椎及左足X线片未见异常，在北京儿童医院做头颅核磁共振未见异常，后于10月11日在河北省职工医学院做肌电图示左腓神经呈周围神经异常，未予特殊治疗。舌淡，苔白，脉细。

分析："治痿独取阳明"，贺老认为此患儿属阳明经病变，故巧妙地运用缪刺法，针取健侧阳明经穴足三里、条口、上巨虚、下巨虚、解溪等穴，共治疗10余次，患者症状明显减轻，行走亦灵活自如，临床痊愈。

腓神经损伤多见于外伤，其典型症状为垂足。患儿不能伸足、提足、扬趾及伸足外翻，足呈内翻状，行走时足不能举起，足尖下垂。中医学认为此病属于经络筋脉损伤病证。从经脉循行来看，腓神经的分布与足阳明胃经的循行路线极为接近。贺老认为此病多为阳明经病变，阳明多气多血，气血运行不畅或气血不足，筋脉失于濡养，均可出现上述症状。针取阳明经穴，既可补益气血，又可疏通经络。周围神经损伤者，直接针刺局部，不利于受损神经的恢复。贺老巧妙地选取健侧阳明经穴，不仅避免了对受损神经的刺激，又能补益气血、疏通经脉，故临床疗效显著。

第三话　SARS遐思——不知妥否

一、如何看待SARS

1. 轻看

它属于流感的一种，只不过毒性强些，有专家称其病死率与流感类似。

其中医范畴属于温病——湿温。东汉时期张仲景所述的伤寒就应属此类风寒性传染病。

2. 看重

它属于传染病的一种，具很强的感染性，有较高的病死率。其中医范畴属于时行疫疠。

二、治疗方法探讨

1. 它属于外感，首先应考虑解表。

2. 它的毒性比较强，需要解毒。

3. 从症状看，其多属于中医气阴两虚兼湿热之证，所以需要益气养阴并清热利湿。

4. 广州中医药大学第一附属医院用蒿芩清胆汤为主取得了满意疗效。

5. 姑拟一方，可防可治：

黄芩 30g　　马勃 20g　　桔梗 10g　　甘草 5g

金银花 15g	连翘 10g	杏仁 10g	浙贝母 10g
百部 15g	前胡 15g	秦艽 10g	贯众 15g
南沙参 10g	鱼腥草 20g	天花粉 20g	瓜蒌皮 15g

6. 西医以支持和对症疗法为主。

三、预防措施

1. 针灸以曲垣、秉风为主穴。
2. 隔离。
3. 中药熏蒸。
4. 消毒不滥用。
5. 调查易感人群与非易感人群的体质差异。
6. 注意隐性感染。
7. 增强体质。

四、质疑

1. 输液

外感患者不适宜输液治疗，尤其是心、肾功能不全者。发热属人体的自卫反应之一，此时输液干扰体液平衡，无异于助邪入里。五行学说认为肺属金，输液不当，水泄金气，所以呼吸机成了抢手产品。

2. 激素

激素属于补气固表类中药，如黄芪、甘草。外感病证用它，无异于闭门留寇。所以体虚者可适量运用，体实者忌用，高热者禁用。酌情用之，亦有可能减少病死率。

3. 采用中医辨证论治

西医看病几乎把所有患者看成是一样的，所以常以套路常规操作，而不适用常规者被较少考虑。中医是比较注重人的个体差异，治病根据体质差异等因人而异。所以采用中医辨证论治，同样有可能减少病死率。

4. 消毒

用消毒物品太过，应该考虑避免二重感染。此次是否属于二重感染也未可知。如农村及欠发达地区传染率较低。

5. 干扰素

非自体蛋白究竟有效吗？

6. 胸腺肽

胸腺肽对变异的病毒有用吗？

7. 疫苗

流感类病毒可能没必要研制疫苗，何况有专家称 SARS 病毒可能有 6 个变种。

第四话　SARS 恢复期的治疗

恢复期患者主要表现为胸闷气短、心悸、神疲、乏力、纳差、腹胀、便溏、咳喘、月经不调等症。贺老认为其治法宜采用益气养阴、健脾和胃、扶正祛邪之法。

取穴：神门、内关、足三里、太溪、曲垣、秉风。余邪未尽加风门、肺俞、厥阴俞；气阴两虚加膏肓俞、气海、太渊；脾虚湿阻加脾俞、胃俞。

另外，贺老认为在临证过程中，不可拘泥于这些穴位，要根据具体症状灵活取穴。例如对于继发性闭经者，还要加上中极、关元、水道、归来等穴；腹泻者加天枢；全身关节疼痛者，加局部火针，并火针点刺中脘穴；脱发者加上廉；对于肺纤维化的患者，贺老认为是属于毒邪蕴肺，肺络受损，气血阻滞，上下不达，而火针能清热解毒、祛瘀通络、调畅气血、平衡阴阳，故必须用火针方能改善其纤维化程度，选穴以局部为主，主要有风门、肺俞、厥阴俞、中府、云门、库房、屋翳、膺窗等穴。

第五话　通任督与小周天

针灸与气功都是以经络学说为核心，来指导临床、练功、保健、养生等。气功学中以意领气打通小周天为最基本功之一，并有“任督通，百病消”之说。跟师以来，我感觉贺老在治疗神经系统疾患方面，如脑外伤、颅内术后、格林-巴利综合征、强直性脊柱炎等，比较注重取任督脉穴位，他说主要也是要打通任督脉，促进神经系统功能的恢复。在这方面，气功与针灸的机制是一致的。

【验案举例】

徐某，女，25 岁。

初诊时间：2003年6月19日。

主诉：全身肢体力弱2年余。

现病史：患者于2000年10月25日，因感冒发热，后出现左足不能动，3天后四肢都不能动，诊断为格林-巴利综合征，住院治疗1个月，病情得到控制，但仍不能行走，双上肢不能抬举，双手握物差，后经康复训练，现双上肢活动尚可稍欠力，双手轻微抖动，双下肢力弱，左足下垂，足踝部不能背屈，蹲下站起时困难，纳眠可，二便调。

望闻问切：舌淡红，苔白，脉沉滑。

既往史：无特殊。

药敏史：否认。

诊断：中医：痿证——邪阻经络，不荣失用。

西医：格林-巴利综合征后遗症。

治法：通任督，荣经脉。

处方：

火针：肺俞、督脉、膏肓俞。

毫针：中脘、少海、条口。

艾灸：神阙。

中药：

生地黄30g 玄参20g 麦冬20g 牛膝20g

忍冬藤20g 鸡血藤20g 白茅根10g

用法：7剂，水煎服，日1剂分2次服。

疗效：经治疗6次，病情痊愈。

分析：本病属病邪伤害神经系统后导致的后遗症，贺老以通调任督脉为主，并培元益精生髓，取得了非常理想的疗效。从西医学来看，脑神经与脊神经的分布与督脉的区域具一致性，调任督可能就是调理改善了脑脊神经的功能，从而促进了机体的康复。

第六话　关于小儿脑瘫

脑瘫是在大脑生长发育期受损后所造成的运动瘫痪，是一种严重致残性疾病。其特点是非进行性的两侧肢体对称性瘫痪。该病是由围产期各种病因所引起的，可分为出生前和出生时两大类。其出生前以胎儿期的感染、中毒为主，如宫内感染、妊娠毒血症和母体的胎盘血液循环障碍、围产期胎盘早剥等；出生时为羊水堵塞、胎粪吸入、脐带脱垂或绕颈、难产等所致胎儿窒息、缺氧，以及早产、产程过长和产伤等所致。

临床表现：多始自婴幼儿期，主要表现为锥体束和锥体外束损害征、智能发育障碍和癫痫发作三大症状。

该病可分以下几种类型：

1. 痉挛型

肌张力增高，腱反射亢进，肢体痉挛，巴宾斯基征阳性，有踝阵挛，肘、腕及手指屈曲，双下肢足尖着地，伴内收痉挛，呈剪刀步态和马蹄内翻足。

2. 手足徐动型

不自主、无目的地手足徐动或舞蹈动作，或动作过多，多动不宁，精神紧张加重，伴有语言障碍或吞咽困难，智能发育迟缓。

3. 共济失调型

步态不稳，动作不灵活，轮替运动障碍，指鼻试验障碍，辨距不良，肌张力低下。

4. 混合型

上述两型或三型并存，或伴有癫痫，智能落后，视力、听力障碍等其他精神神经障碍。

小儿脑瘫属于中医学“五迟”“五软”范畴。其病机主要为先天禀赋不足，后天失养或感受邪毒，髓海受损，致肝肾亏损，心脾不足，气血亏虚，心窍蒙蔽，筋脉失养。肾为先天之本，主骨，生髓，藏精，通于脑；脑为髓之海，为精明之府，赖心气、脾气、肝阴、肾精所充养。临床常以调补肝肾、益精生髓、醒脑开窍、养心益智、强筋壮骨为治则。贺老一般选取四神聪、心俞、譩譆、通里、照海为主穴，采用飞针疗法（刺小儿，浅刺而疾发针），进针速度快，手法轻巧，如蜻蜓点水，患儿无疼痛感，整个治疗在瞬时完成，效果显著。

第七话 肩周炎的诊治

肩周炎全称为肩关节周围炎，属中医学痹证范畴，又称“肩凝证”“漏肩风”，因患者年龄多在50岁左右，故又有“五十肩”之称。该病多由气血不足，营卫不固，风、寒、湿之邪侵袭肩部经络，导致筋脉收引，气血运行不畅而致；或劳累闪挫，或习惯偏侧而卧，筋脉长期被压迫，致使气血阻滞而成肩痛。

症状：患肢肩关节局部疼痛，并可向颈部和整个上肢放射，活动受限，手臂不能做上举、外旋、后伸等动作，常影响穿衣、梳头等日常生活；久之则有肩关节周围软组织粘连，肩关节活动可完全丧失或肌肉萎缩。

治疗：行气活血，通经活络。

1. 毫针刺

1组：缪刺阿是穴（以肩三针为主）。

2组：条口透承山。

患者取坐位，两腿屈成直角，用长针刺入条口，徐徐刺向承山，频频捻转，用龙虎交战手法，在得气的情况下，嘱患者将患肢上举，做划圈、摸腰背、攀对侧肩膀等动作，动作由慢到快，幅度由小到大，行针3～5分钟即可，症状多能改善。此法适用于病程较短的病例，若病程日久，老年体弱者慎用。

2. 火针点刺

取肩三针及天井、肩井、肩外俞、秉风等穴，每周2～3次。

体弱、病程长者，加足三里、上巨虚，可加灸。

3. 拔罐

取肩三针等穴。

4. 三棱针点刺放血

取曲泽、尺泽、曲池。

第八话　针刺速度——看见贺老发力

针灸疗效主要取决于选穴和手法，其中手法比较易被人忽视，但手法同样无比重要，运用得好，患者感觉舒适，病也好得快，而手法的关键其实是进针的速度。记得读研究生时跟贺老，观其进针，颇有轻描淡写之感。因患者都说贺老进针快，痛苦小，而我却没看出门道，于是求教贺老："为什么进针快，却不费力呢？"

进针快实际上是贺老的一大特色，且是长年累月历练出来的绝招。对于进针的速度要求，我也时常跟我的学生说："进针就像划火柴一样，没有速度，火柴是点不着的。进针如果没有速度，就不可能有好的感觉，并且会给患者增加痛苦。"

这次跟师几个月，我也时常关注贺老的进针手势、用力技巧、进针速度等，并且自己也不断地模仿、练习。现在我觉得能看见贺老在进针时发力，原来贺老聚精会神、手如握虎，看似轻描，实非淡写，快捷无比，非比寻常。从这一方面来分析，这也算是对进针之道的另一番认识了。

第九话　耳鸣、耳聋的治疗

耳鸣、耳聋，均是听觉异常的症状。耳鸣是指自觉耳内鸣响，如蝉如潮，妨碍听觉；耳聋是指听力减退或听觉丧失。耳鸣常常是耳聋的先兆。两者虽有不同，但往往同时存在，后者多由前者发展而来。

对少数听觉器官发育不良所致的先天性耳聋，以及中耳炎、听神经病变、高血压和某些药物中毒引起的耳聋可参照本法治疗。

教材上对药物损害引起的耳鸣、耳聋未予论述治疗，而临床上较为难治的耳鸣、耳聋主要是由于药物损害引起的。

此处载述贺老治疗此类疾病的验案，冀对教材有所补充，解临床之急。

【验案举例】

韩某，男，7岁。

初诊日期：2003年9月4日。

主诉：双耳聋6年。

现病史：患儿在1996年（1岁）高烧时曾注射庆大霉素，之后发现双耳失聪，左耳有残余听力，余无所苦。

望闻切诊：舌质淡红，苔薄白，脉滑。

诊断：中医：耳聋。

西医：神经性耳聋。

病因：庆大霉素损害听神经。

分析：药物损害致耳窍失聪。

治则：滋阴解毒，通经活络，安神通窍。

取穴：肺俞、肾俞、率谷、听宫、翳风、外关、筑宾。

刺法：点刺。

穴解：肺主声音，耳窍无闻，故取肺俞；肾主髓，开窍于耳，故取肾俞；听宫主耳所闻；筑宾可解毒通窍；率谷、翳风、外关通经活络。诸穴合用，共奏复聪之功。

疗效：经数次治疗，患儿即感耳中声音变大。

第十话　更年期综合征的针灸治疗

更年期是指人体由中年向老年过渡的生理时期，女性更年期多发生在45～55岁，男性更年期多发生在48～58岁。此时期，由于性腺发生退行性改变，致使下丘脑-垂体-性腺轴之间的平衡制约关系失调，进而导致一系列全身性的生理和病理变化。临床以精神症状、植物神经功能紊乱、性功能障碍等为主要表现。

1. 临床常见症状

精神症状：头晕头痛、心烦失眠、紧张焦虑等。

植物神经症状：乏力气短、自汗盗汗、腰酸耳鸣等。

性功能障碍：月经不调、闭经、阳痿早泄、性欲低下等。

2. 治疗

主穴：百会、神门、内关、三阴交、心俞、譩譆。

配穴：头晕头痛加四神聪；心烦失眠加合谷、太冲；腰酸耳鸣加命门、肾俞；自汗盗汗加太渊、太溪；月经不调加中极、关元、水道、归来；性功能低下加关元、大赫。

第十一话　口吃治验

口吃就是说话不流利，俗称结巴。虽说口吃不是疼痛性疾患，但严重者也给患者带来终身的苦恼。西医一般认为口吃是心理障碍或中枢神经网络不通畅所致，而中医教材未谈及此病。我以为总属心主神明，开窍于舌，神明碍阻失畅，故舌体运转失灵而发病。

随师侍诊时遇到两例口吃患者，疗效显著，印象深刻，今记录于此，以备日后临证之指针。

【验案举例】

例 1

谭某，男，5 岁。

初诊日期：2003 年 10 月 12 日。

主诉：口吃 3 年余。

现病史：患儿自 2000 年 4 月中旬上幼儿园时出现口吃，不能说出整句话，现正进行语言训练治疗，经治 4 个月，未见效果，抱着试试看的心态，而来求治于中医针灸，余未诉不适。

其他情况：无特殊可记。

诊断：口吃。

辨证：心神稚嫩发声障碍，舌窍闭塞失灵。

治则：开窍通络。

取穴：通里、列缺、哑门、局部穴位。

刺法：毫针点刺。

疗效：1 次后即明显好转，家属大为诧异。续治 2 次后患儿痊愈。

例 2

陈某，女，9 岁。

初诊日期：2003 年 10 月 19 日。

主诉：口吃 4 年余。

现病史：患儿自 1999 年 9 月上小学时出现口吃，不能说出整句话，现正进行语言训练治疗，经治 8 个多月，未见效果，在前述患者的介绍下而来求治，余未诉不适。

其他情况：无特殊可记。

诊断：口吃。

辨证：心神稚嫩发声障碍，舌窍闭塞失灵。

治则：开窍通络。

取穴：通里、列缺、哑门、局部。

刺法：毫针点刺。

疗效：1次后明显好转，续治4次痊愈。

分析：治疗口吃与治疗语言不利的取穴有大致相通之处，通里为心之络，可祛邪开窍；列缺为肺之络，可祛邪调畅呼吸；哑门为治疗语言障碍之要穴。诸穴合用，共奏开窍通络之功。从以上两例情况来看，看似轻巧，其效若神，真知灼见须几番磨练。

第十二话　疑难病

“疑病”与“难病”既相关联，又具有可区分性，临床统称为疑难病。

疑病就是对某一疾病认识不清，处于疑惑、迷惑不解的状态，随各人的水平境界或科技进步等而有所差异，如神经症、自身免疫病。难病是诊断明确，难以治疗的疾病，主要是有不可（易）逆性的特征，如糖尿病、冠心病、中风、癌症等。某些生理性疾病亦可归属于疑难病范畴。

上述是我给进修生讲座时对疑难病概念的初步探讨。其实对疑难病的命名确实不是易事，跟师贺老半年以来更有感触。

在中医历史上的某一阶段，医家们曾将“风、痨、臌、膈”列为中医四大难症。而有一些以前认为的难症，现在已经不作为难症看待了，如结核病。中医、西医由于观念的不同，对疑难病范畴也存在着很大的差异。

跟师贺老半年来，有不少病症我们认为是疑难病，如小儿智力低下、某些癌症、顽固性面瘫、口吃等，而对于贺老来说，不仅说不上是疑难病，反而是他善于治疗的。

所以要给疑难病下一个定义，这本身就是一件疑难的事情，涉及的各种情况实在是太多了。可能我们根本就没必要给它下定义，正如《灵枢·九针十二原》所说："言不可治者，未得其术也。"不如实实在在地去努力，虽然没有最好，也许会有更好。

第十三话 儿童多动症的治疗

儿童多动症是一种常见的儿童行为障碍综合征。其症状以注意力涣散、活动过多、冲动任性、自控能力差为特征，并有不同程度的学习困难，但患儿智力一般都正常或接近正常。儿童多动症的表现特征：注意障碍，活动过多，冲动任性，心理改变（情绪不稳、性格孤僻倔强等），学习困难。

儿童多动症的致病因素：遗传因素，轻微脑损伤，脑发育不成熟，工业污染，营养因素，家庭和环境因素，药物因素（鲁米那、苯妥英钠）。

1. 中医学病因

（1）先天禀赋不足：由于孕母妊娠期有病毒感染或有影响胎儿的用药史，以及分娩时有宫内窒息史等各种因素，影响了胎儿的正常发育；或父母精神神经系统健康欠佳，致使患儿素体虚弱，阴阳失调。

（2）饮食因素：饮食中营养成分不足，或营养成分搭配不当，或过食生冷损伤脾胃，造成气血亏虚，心神失养；过食肥甘厚味，产生湿热痰浊，阻滞气机，扰乱心神。

（3）外伤和其他因素：产伤以及其他外伤，可使儿童气血瘀滞，经脉不畅，心肝失养而神魂不安；或由于其他疾病之后，虽原发病痊愈，但已造成气血逆乱，使心神失养以致神不安藏。

2. 病机特点

《素问·生气通天论》云："阴平阳秘，精神乃治。"儿童多动症的主要症状是神不宁、志无恒、情无常、性急躁，为神志异常的表现，其实质是阴阳失调，分为阴虚阳亢、虚阳浮动两类。

（1）阴虚阳亢：《素问·阴阳应象大论》云"阴静阳躁"。小儿脏腑娇嫩，生机旺盛，有"纯阳"之称，由于迅速生长发育的需要，常感精、血、津液等物质的不足。同时小儿又有阳常有余、阴常有余等生理特点，因此，若先天禀赋不足、后天调护失宜，或为他病所伤，最易形成阴亏的病理变化。阴不足则阳有余，阴亏则不能制阳，阳失制约则出现兴奋不宁、多动不安、烦躁易怒等症状，这种阳动有余的表现并非阳气独盛，而是阴精不足。

（2）虚阳浮动：《素问·阴阳应象大论》云："阴在内，

阳之守也；阳在外，阴之使也。”小儿稚阳未充，稚阴未长，阴阳均未充盛。若先天不足，久病久泻，药物攻伐太过，阳气损伤，阳虚不能根于阴则外浮而动。部分患儿，因虚阳外浮，神动不安而发病。

贺老认为此病是由于患者先天肾阴不足，不能上济心火，心肾不交所致，治疗上选取心俞、谚譆、通里、照海、四神聪等穴。

【验案举例】

刘某，男，14岁，主因全身不自主多动3年就诊。患者全身扭动，频频咬牙，双手不自主拍双肩，严重影响日常生活及正常学习，迫不得已休学。贺老采用上述穴位，经治疗十几次后，症状明显减轻，针刺25次，临床痊愈。

体会：我治一患者张某，男，10岁，主因全身不自主多动5年就诊，全身扭动，以颈面部为主，经服药治疗2年效不显。详询病因，系饮冷过多所致，属虚阳外浮，神动不安而发病。取穴心俞、谚譆、通里、照海、四神聪等穴，再加解溪、复溜等，针治40次而愈。考虑如今冷饮盛行，故小儿患此症日多。

第十四话 点穴治“落枕”

很多人都可能患过“落枕”，它多因睡眠姿势不当，或风寒侵袭项背，局部脉络失和所致。其发病每在早晨起床后，表现为一侧项背牵拉痛，甚则向同侧肩部及上臂放射扩散；头项俯仰、转侧活动均受限，病侧颈项及肩部有明显压痛点，肌肉痉挛，但无肿胀。

这虽不是大病，但给工作和生活都带来不便。

以指压承山穴治疗落枕，往往能收到明显效果。患者俯卧于床上，术者用拇指压按两侧承山穴。承山穴在小腿腓肠肌（腿肚）的肌腹下方，伸小腿时，当肌腹出现交角处便是。取压痛明显的一侧穴位，用指压法，以患者能忍受为限度。同时嘱患者活动颈部，活动幅度由小到大，逐渐加强。指压的时间一般在15～20分钟，每日1次。

此法可免患者服药和针刺之苦，并有“手到病除”之效，适合在家庭中操作，安全简便。

第十五话　煎煮中药的时间

临床上，患者抓好药后，往往回头问医生，这中药要煎熬多长时间为宜。

其实，中药的煎熬时间，应根据患者本身疾病的情况和处方药物的性质而定。一般情况下，煎煮中药的时间可依照以下几种情况来掌握。

解表发散药：这类中药大多为治疗外感疾病的发汗解表药，多为花、叶、茎或全草等，其性质轻扬发散，质地疏松，味芳香，含挥发成分较多，故煎煮的时间应相对短，一般头煎在沸后再煮 10 分钟左右，二煎以沸后再煎 5 分钟左右为宜。

滋补调理药：此类中药，大多为调补人体气血阴阳的滋补药，含有大量的营养成分，为了让其营养充分溶出，故煎煮时间相对要长些。一般头煎在沸后再煮 30 分钟左右，二煎在沸后再煮 20 分钟左右为宜。

金石贝壳类药：此类中药多为重镇潜阳、安神定惊之类药，煎煮的时间要更长些，一般头煎在沸后再煮 40 分钟左右，二煎在沸后再煮 30 分钟左右为佳。但要注意，这类药有些需要先煎或打碎煎等。

一般药物：头煎在沸后再煎 15～20 分钟，二煎在沸后再煎 10～15 分钟。

一般来说，为了充分利用药材，减少浪费，一剂至少应煎 2 次，且 2 次药液应兑在一起混匀，然后分 2～3 次服用。煎好后的药应榨渣取汁，以使药渣中的药液能够充分利用。

第十六话　石淋（泌尿系结石）的治疗

泌尿系结石属中医学“石淋”“砂淋”之范畴，其症状往往首先是一侧腰痛或少腹部剧痛，针灸对于泌尿系结石的疼痛具有奇效，而且还具有一定的排石作用。

一、病因病机

泌尿系结石的形成有三个重要环节。

（一）肾虚

肾主水、藏精，司二便，肾亏则精亏，气化温煦力弱，尿中杂质易于沉积而成沙石。

（二）脾不健运

湿邪内停，蕴久化热，结于下焦，尿液受湿热煎熬而形成结石。

（三）肝郁

肝主疏泄，喜条达，若因七情所伤，肝郁气滞，升降失序，易引起三焦的气化失司，水液通利失常，影响肾的功能，致使尿中杂质逐渐结成石。

总之，三脏病变相互影响，沙石渐成。

二、主要临床症状

突发性刀割样剧烈绞痛，出现于腰部或少腹部，疼痛呈阵发性，发作时可持续几分钟、几十分钟或几小时，伴有面色苍白、出冷汗，或恶心呕吐，尿血、尿痛，或有尿流中断、尿频急。

三、治则

调整气机，培补脾肾，通利水道。

四、取穴

中封、蠡沟、天枢、水道、关元、三阴交、水泉。

五、穴解

中封为足厥阴肝经之经穴，主疝隆、脐和少腹引痛、腰中痛、阴暴痛等症。蠡沟为肝经之络穴，别走少阳，与三焦相通，主少腹痛、阴暴痛、小便不利等症。两穴相合用，有疏肝理气、通结止痛利尿的作用。关元是任脉的腧穴，为小肠经之募穴，足三阴和任脉之交会穴，可补肾益气，增强肾之气化功能。三阴交为足太阴经之腧穴，与足厥阴和足少阴经交会，可健脾补肾，调气利水。天枢与水道同为足阳明胃经之穴，二穴具有理气消滞、通利水道之功。水泉为足少阴肾经的郄穴，肾属水，针水泉配三阴交有扶正祛邪、疏窍利水之妙。诸穴配伍，共达调整气机、培补脾肾、通利水道之目的。

【验案举例】

王某，男，38 岁。

初诊日期：2004 年 5 月 15 日。

主诉：右下腹痛 3 天。

现病史：患者自 2004 年 5 月 13 日无诱因出现右下腹疼痛，向会阴部放射，疼痛剧烈，伴尿血，腹部 B 超及平片示右侧输尿管结石，直径 0.7cm，在本院外科住院，经治后症状好转，复查造影示结石已至右输尿管近膀胱处。舌淡，苔白，脉证。

诊断：中医：淋证。

西医：右输尿管结石。

病因：湿热下注。

分析：患者素体阴虚，阴虚则热，内热炼液，日久至结石形成，阻塞尿路，不通则痛。

法则：清热利湿，通淋排石。

取穴：中极、关元、水通、归来、中封、蠡沟（平刺四寸，向心方向）。

疗效：经1次针灸治疗，患者第2天即排出结石，病情痊愈。

第十七话　多寐治验

多寐即一般所谓的“嗜眠证”。其特点是不论昼夜，时时欲睡，唤之能醒，醒后复睡。《灵枢·寒热病》说“阳气盛则瞋目，阴气盛则瞑目”，这说明多寐的病理主要是由于阴盛阳虚所致，因阳主动，阴主静，阴盛故多寐。后世医家对多寐一证又有进一步的阐述。如《脾胃论·肺之脾胃虚论》认为：“脾胃之虚，怠惰嗜卧。”《丹溪心法·中湿》指出：“脾胃受湿，沉困无力，怠惰好卧。”可见多寐主要由脾虚湿盛引起。此外，病后或高年阳气虚弱，营血不足，困倦无力而多寐者，亦有所见。至于其他某种热性或慢性疾病过程中出现的嗜眠，每为病情严重的预兆，不在本篇讨论范围之内。下面将多寐的证治分述如下。

1. 湿盛

多发于雨湿之季，或见于体质丰肥之人。胸闷纳少，身重嗜睡，苔白腻，脉多濡缓。此属痰湿内困，脾阳不振而成。治宜燥湿健脾，方用平胃散为主方。方中苍术燥湿健脾；厚朴燥湿除满；陈皮理气化痰祛湿；甘草、生姜、大枣和中。另加藿香、佩兰、薏苡仁以芳香利湿，痰多者可加半夏、胆南星等化痰降逆之品。

2. 脾虚

由于中气不足，脾弱运迟，故食后困倦多寐，一般舌脉均无异常。治宜益气健脾，用六君子汤加麦芽、神曲、山楂消痰导滞。

3. 阳虚

病后或年高之人，神疲食少，懒言易汗，畏寒肢冷，脉弱而嗜睡者，多属阳气虚弱。治宜温阳益气。中阳不足者用理中丸治之，气虚下陷者用补中益气汤主之。

此外，热病愈后，津气得复，人喜恬睡，睡后清醒爽适，这与多寐有所区别，与热病昏睡亦有明显差异。

【验案举例】

陆某，女，16 岁。

初诊日期：2004 年 5 月 22 日。

主诉：睡眠增多4年。

现病史：患者4年前一日晚上在哭泣中入睡，自此后出现睡眠增多，不自主便入睡，睡眠时间明显增多，醒后双眼发红，纳可，二便调，曾服中药治疗，效果不明显。

望闻切诊：舌淡红，苔白，脉沉滑。

诊断：多寐。

取穴：中脘、睛明、解溪、内关。

疗效：经5次治疗，患者病情痊愈。

分析：本病例不属上述三种证型，所以用中药治疗，没有取得疗效。本病属于“悲则气消”而引起多寐。贺老以中脘、解溪培土生金，内关调情志，睛明调节睡眠，这样标本兼治，故取得满意疗效。

第十八话 肾炎的中草药治疗

急性肾炎属中医学水肿（风水）病范畴，实由外感，肺病及肾所致，出自《素问·水热穴论》。对于风水，自古就有一套比较完备的治疗方法，如《金匮要略·水气病脉证并治》：“风水，脉浮身重，汗出恶风者，防己黄芪汤主之。”又如：“风水，恶风，一身悉肿，脉浮不渴，续自汗出，无大热，越婢汤主之。”

而西医治疗急性肾炎多采用激素疗法，患者往往转为慢性肾炎。还有不少患者，因失治或误治导致肾功能衰竭、尿毒症，最后还需换肾治疗，笔者为此颇感痛心。

笔者在多年的临床中，总结出一套行之有确效的治疗方法，希望能解除众多患者的痛苦。

中药：以自拟杏苏桔防汤加味治疗。

处方：

杏仁 10g　　紫苏叶 8g　　桔梗 8g　　防风 10g
甘草 3g　　南沙参 10g　　浙贝母 10g　荆芥 10g
生姜皮 5g

用法：水煎服，每日 1 剂。服用至症状消除，尿常规检查正常。

如果已转为慢性肾炎，也可参考本方治疗。

草药方：有条件的地方，可自采草药治疗。

组成：新鲜车前草、海金沙藤、（小叶）金钱草、紫花地丁、马蹄金（俗称灯盏草）各 30～50g。

用法：水煎服，每日 1 剂，一般服用 1 周左右。

注意：①患病期间，避免劳累。②饮食方面，在有浮肿、尿量减少等症状的时期，需要限制盐的摄入，但当浮肿、蛋白尿等消除而尿量增加时，2 周后可恢复正常的饮食。

第十九话　胸痹

胸痹是指胸部闷痛，甚则胸痛彻背，短气，喘息不得卧为主症的一种疾病。其多见于冠状动脉粥样硬化性心脏病。

一、病因病机

（一）寒邪内侵

素体阳衰，胸阳不足，阴寒之邪乘虚侵袭，寒凝气滞，痹阻胸阳而发病。

（二）饮食不当

饮食不节，脾胃运化失健，聚湿成痰，心脉受阻，胸阳失展而成胸痹。

（三）情志失调

忧思伤脾，脾虚生痰；郁怒伤肝，肝郁气滞。二者均可阻滞心脉而发病。

（四）年迈体虚

年过半百，肾脏渐衰，肾之阴阳不足可致心阳不振，心阴亏虚，而致胸阳失运，心脉阻滞，而成胸痹。

二、辨证分型

（一）阴寒凝滞

胸痛彻背，感寒痛甚，胸闷气短，心悸，重则喘息，不能平卧，面色苍白，四肢厥冷，苔白，脉沉细。

（二）痰浊壅塞

胸闷胸痛，或痛引肩背，气息短促，肢体沉重，苔浊腻，脉滑。

（三）心血瘀阻

胸部刺痛，固定不移，入夜更甚，时或心悸不宁，舌质紫暗，脉沉涩。

三、治疗

（一）取穴

主穴：膻中，内关透郄门。

随证加减：阴寒凝滞：灸膻中、关元。痰浊壅塞：中脘、丰隆。心血瘀阻：然谷。

（二）刺法

以泻法为主。膻中平刺 0.5 寸，内关直刺 0.5～1 寸，使针感上下传导为佳。中脘、丰隆直刺 1 寸。然谷以三棱针放血。

（三）穴解

膻中为气会，可调畅气机，气行则心脉可通。内关为心包经络穴，别走少阳之经，且与阴维相会，“阴维为病苦心痛”，透穴间使可散寒，透穴郄门可活血止痛。膻中、内关共为主穴，宽胸理气止痛。灸膻中、关元温阳散寒；中脘、丰隆长于祛痰化浊；然谷为肾经荥穴，心与肾为同名经，然谷放血可祛胸中瘀血，心脉通畅而痛可止。

（四）按语

针灸治疗胸痹效果可靠，针刺内关穴可使心肌缺血性心电图得到明显改善。临床急救时可用内关透郄门，贺老用此法不知救了多少人，可谓“一针三穴世间稀，救治冠心显神奇”。

第二十话　三通法治疗面瘫

一、微通法

主穴：水沟、太阳、翳风、合谷、外关、足三里、解溪。

配穴：患侧感觉恢复后酌选阳白、攒竹、瞳子髎、承浆、巨髎、地仓、颊车、下关；脾胃虚弱加足三里、丰隆、冲阳、太白。若病位男左女右，男性配太溪，女性配太冲、血海；部分患者在大椎与肩井之间有反应点，该反应点按之有酸麻胀痛等异常感觉，可作为阿是穴进行针刺，据观察可缩短疗程。

操作方法：酌情补虚泻实，发病早期不宜施以重手法，络穴取对侧。

穴解：取穴以患侧面部为主，意在通调局部气血之意。翳风为治面瘫的效穴，《针灸甲乙经》中说：“口僻不正……翳风主之。”故不论耳后是否疼痛均可取之。合谷善治头面诸疾，《四总穴歌》中有“面口合谷收”，故取双侧合谷穴。本病多为外感风寒之邪，“阳维为病苦寒热”，故取外关以散表邪。太阳穴可解表，故取太阳散风通络。足三里、丰隆、冲阳为足阳明胃经腧穴，胃经行面上，针刺可疏通胃经气血，并可培补正气以祛邪。女子以肝为先天，以血为用，故取血海养血，太冲调血疏肝；男子以肾为本，以精为用，故取肾经的太溪以补肾。水沟有开窍、通经、纠偏之功，故刺之以开窍通络。

二、强通法

拔罐：因其多有风寒之邪，拔罐可以祛风散寒、通经活络，正如《本草纲目拾遗》中说："罐得火气合于肉……肉上起红晕，罐中有气水出，风寒尽出。"故拔罐为常用，选穴大椎、秉风、肾俞。大椎为督脉与诸阳经之会，秉风可疏筋散风，故选此二穴以解表邪。肝郁选肝俞以疏肝解郁。

放血：郁火上冲加耳尖放血；口角厚胀感配内地仓放血。

三、温通法

火针：病情重，或病程较长，或病位男左女右的患者，配合火针针刺中脘、足三里、丰隆、面部穴位，火针点刺不留针。

艾灸：具有温经散寒的作用，男性患者病情顽固者灸关元。

要领：面瘫患者进针宜浅，尤其在发病早期不宜施以重手法，病程长者可配合火针点刺局部以濡润肌肉、温通经络。此外，贺老对面瘫患者特别要求禁欲，这点很重要。

体会：面瘫是针灸科最常见的病种之一，每个大夫都有一套方案，“没有最好，只有更好”。个人认为发病早期局部用针宜少。

第二十一话　督脉与神志病

在治疗与神志有关的疾病中，贺老非常重视督脉的作用。

督脉为奇经八脉之一，《难经·二十八难》云：“督脉者，起于下极之俞，并于脊里，上至风府，入属于脑。”《奇经八脉考》云：“督……与手足三阳会合。上哑门，会阳维，入系舌本。上至风府，会足太阳、阳维同入脑中……经素髎、水沟，会手足阳明，至兑端，入龈交，与任脉、足阳明交会而终。”

督脉是阳脉之海，张洁古云：“督者都也，为阳脉之都纲。”由于本经上头属于脑，且头为诸阳之会，故督脉能统督诸阳，充实髓海，健脑益智。

第二十二话　哑门穴

哑门有散风息风、通关开窍的作用。哑门还是回阳九针穴之一，是治疗喑哑失语、神志病和督脉病的常用穴。

哑门穴入系舌本，穴下深部是延髓，语言发育障碍及喑哑失语与延髓、喉、舌的功能障碍和大脑发育不良有密切关系。

小儿发育不良，气血亏虚，髓海不足，不能上奉脑髓，音窍失养，故而语言不利或迟缓，因此对小儿语迟、表达障碍等症均可取哑门穴，以达益脑增音、开宣音窍、清脑醒智之功效。

第二十三话　摇头风

摇头风是指头不由自主地摇动，属中医学“肝风”范畴，多见于老年人。

一、病因病机

年事已高，脾肾渐弱，精血不足，髓海空虚；肝肾同源，肝之阴血亦亏，血不养筋，肝阳偏亢，肝风扰动而致头摇不止。

二、临床表现

摇头不能自控，每于情绪激动、紧张及见生人后加重，睡时摇头停止，醒后又作，舌淡红，苔薄白或舌红少苔，脉细弦。

三、治疗

法则：益阴养血，平肝息风。

取穴：长强。

刺法：以 4 寸毫针，沿尾骨后缘向上刺入 3～4 寸，行补法，不留针。

穴解：督脉“上至风府，入脑，上巅”，长强为督脉所起之源，可治疗头部疾患，且长强又为督脉与足少阳、足少阴之交会穴，补之又可有益阴息风之效。

按语：摇头风虽非大病，但给患者的日常生活带来很大困扰，且本病又无特效疗法，针灸不失为一种好的选择。

【验案举例】

裴某，女，56 岁。

主诉：头部不自主摇动 3 年。

现病史：患者于 3 年前出现头部摇动自己不能控制，病情时轻时重，一般在发怒、情绪波动时加剧，曾诊为“脑动脉硬化”，未进行相关治疗。后来症状加重，头摇动终日不休，曾服息风中药数剂，无效。平素纳可，二便调，时有头晕，烦躁易怒。

望诊：苔白，面润。

切诊：脉弦滑。

辨证：肾阴不足，肝风内动。

治则：补肾滋阴，息风止痉。

取穴：长强。

刺法：毫针深刺 4 寸，行补法，不留针。

疗效：针后患者自觉头不自主摇动明显好转，精力集中时自己可以控制。

治疗 2 次后，患者每天摇动 2～3 次，较前减轻；治疗 5 次后，症状缓解，头摇自止。

体会：长强为络穴，有祛邪通络之效。

第二十四话　悟通医武，相得益彰

贺老自幼拜八卦掌第三代名家曹钟声为师，得八卦六十四掌及八卦瑰宝“十八截刀”秘术，50 年来潜心研究八卦和针灸的结合，以八卦之拧、旋、走、转的特点和混元一气之内功，加强改造传统针灸技法。

贺老说：“八卦掌打人，是以心行意，以意导气，以气运身，以身发力；针灸治病也是如此，以心行意，以意导气，以气运针，以针通经。八卦掌是抗暴的，针灸是治病的。两者原理一样，都是以阴阳、五行、八卦之理作为指导；其方法也是一样的，都是先在心，后在身，意气为君，身、针为臣，把自己的善意（治病）或恶意（伤人）以气（极微小的物质流）的形式通过针或身（头、肩、肘、手、胯、膝、足）灌注到对方的穴位经络或要害部位，达到治病健身或抗暴之目的。所以明医理，有益于武，明武理，有益于医。”正是贺老数十年如一日穷究医理，精研武道，把精妙的医术和深奥的八卦掌原理、拳法、内功有机地结合起来，铸此神针妙法，治愈了无数的国内外患者。他说：“通过多年坚持练八卦掌，觉得内气充足，在针刺的时候，体内有一股巨大的能量通过银针直达患者的病灶，疗效极佳。”

贺老认为习武者必须努力学医，不但学中医还要学西医，这样才能使武术与时俱进，跟上社会科学化、现代化的脚步，才能使武术的健身价值、技术及抗暴价值进一步提高，以更好地发挥作用；从事医学工作的人员，特别是中医、针灸、正骨大夫都应习练武术、研究武术，这样不但可以健身强体，还可以进一步提高疗效。

古往今来不少武术爱好者都喜欢研究针灸穴位、脏腑骨骼、偏方验方，不少武术家同时也是医生，不少医生也同时是武术家，这充分说明中国武术与医学特别是中医学的血肉联系。如果我们努力把武术和医学或把医学与武术有机地结合起来，让它形成并蒂莲花同放异彩，我们的武术技法和医疗水平将会不断提高，大步前进。

第二十五话　火针疗法探讨

火针疗法属温通法，是将针体烧红，然后刺入人体穴位或部位，从而达到祛疾除病的一种针刺方法。

火针疗法最早见于《黄帝内经》，称为“燔针”“焠刺”，张仲景称之为“温针”“烧针”，晋代《针灸甲乙经》强调了火针的适应证及体质因素，唐代《备急千金要方》记载了火针能治疗热证，宋代《针灸资生》开创了火针记载医案的先例，明代《针灸聚英》从针具选材、加热方法、刺法、针刺深度、适应证等方面进行了深入论述，标志着火针疗法的成熟和完善。

火针疗法虽经历代医家不断发展，但其所治病种仍然不多，只以痹证、寒证、经筋病、瘰疬等证为多见，20 世纪 40 年代左右濒临消亡。

贺老从 20 世纪 60 年代起在火针疗法的适应证及治病机制方面进行了尝试和探讨，首先发起和倡导了火针疗法的临床使用，使这一古老疗法焕发了新的活力。多年来贺老在临床实践中坚持使用火针治疗各种病证，指导研究生深入研究火针的治疗作用及其机制，在全国各地及世界多个国家举办火针学习班及专题讲座，为推动火针疗法的普及和对今后的发展均产生了深远的影响。

在几十年临床实践中，他将火针疗法的应用及理论系统化、条理化，丰富了火针疗法的病机学说，规范了火针的操作方法，对火针的刺法进行归纳分类，规范了针刺留针时间及间隔时间，较古人扩大了施术部位，扩大了火针的适应证，归纳了注意事项和禁忌证等。

火针疗法在贺老的积极倡导应用下得到发扬光大，同时贺老创造的许多独特之处成为贺老的学术特色之一，为中国针灸学的发展做出了重大贡献。

一、扩大火针治病范围

火针与毫针相比，不仅具有见效快、疗效显著的特点，而且具有治病范围广泛的优势，除了常见的内科、妇科病证外，其在外科、皮科方面的应用更是毫针、西医、中药无法替代的。

如具有明显疗效的内科病证有胃脘痛、阳痿、遗精、哮喘、面肌痉挛、末梢神经炎、面痛等。

外科病证有臁疮、静脉曲张、腱鞘囊肿等。

皮科病证有神经性皮炎、湿疹、白癜风等。

妇科病证有子宫肌瘤、卵巢囊肿和外阴白斑等。

二、火针针具及规范化操作

临床上根据不同症状、不同穴位，贺老提倡选择不同粗细的火针。火针的粗细直接与疗效有着密切的关系。一般将火针分为粗、中、细三类：

细火针：直径为 0.5mm，主要运用于面部的腧穴及老人、儿童、体质虚弱的患者。

中粗火针：直径为 0.8mm，适用范围较广泛，包括四肢、躯干、所有压痛点和病灶周围。

粗火针：直径为 1.1mm，用于针刺病灶部位，如窦道、痔漏、淋巴结核、痈疽、乳痈、臁疮、腱鞘囊肿、神经性皮炎等。

火针的施术分为定穴、消毒、针体加热、进针、留针、出针、出针后处理、医嘱注意事项 8 个步骤，概括起来为红、准、快三要素。其中“准”是核心，“红”和“快”是保证，而“红”和“快”又是相辅相成。只有掌握此三要点，才算掌握了火针疗法的技巧。

三、火针的针刺方法

贺老总结之火针针刺方法主要有五种：经穴刺法、痛点刺法、密刺法、围刺法、散刺法。经穴刺法是根据临床表现辨证辨经，在经穴上施以火针，以温通经络、行气活血、扶正祛邪、调整脏腑功能，主要适用于内科疾病，针具以细火针、中粗火针为主。痛点刺法是在压痛点上施以火针的刺法，该法使局部经脉通畅，气血运行，适用于肌肉、关节、各种神经痛，针具以中粗火针为主。密刺法是使用中粗火针密集地刺激病灶局部的火针方法，该法以足够的热力改变局部气血运行，促进病损组织的新陈代谢，适用于增生、角化性皮肤病。围刺法是火针围绕病灶周围行针刺的方法，可改善局部气血循环，促进组织再生，主要用于皮、外科疾患。散刺法是将火针疏散地刺在病灶部位上的方法，可温阳益气，改善气血运行，适用于麻木、拘挛和痛证。

从进针快慢的角度分类，火针可分为快针法和慢针法。火针疗法以快针法为主，进针后迅捷出针，整个过程仅需要1/10秒的时间，借助烧红的针体带来的热力，激发经气、推动气血、温通经络。慢针法是火针刺入后，逗留一段时间然后再出针，留针时间多在1～5分钟。留针时可行各种手法，具有祛腐排脓、化瘀散结之功，主要适用于淋巴结核、肿瘤、囊肿等。

四、概括火针的治病机制

1. 壮阳补虚，升阳举陷。
2. 疏通经气，宣肺定喘。
3. 助阳化气，消瘀散结。
4. 攻散痰结，消除瘰疬。
5. 祛寒除湿，通经止痒。
6. 生肌敛疮，祛腐排脓。
7. 助阳益气，养血除麻。
8. 温通经络，祛风止痒。
9. 运行气血，解痉止挛。
10. 引热外达，清热解毒。
11. 健脾利湿，温中止泻。
12. 补脾益气，通利筋脉。
13. 通经活络，散瘀消肿。

这十余种治疗机制均源自火针的独特之处，将针温热刺激穴位或部位来增加人体阳气，鼓舞正气，调节脏腑，激发经气，温通经气及活血行气。

近几年又经过临床科研证明，火针治疗一些疑难病证取得了显著效果，并能够通过现代科学来揭示治病机制。火针的显著疗效日益受到更多医务工作者的注意。

第二十六话　继承·创新·发展

继承与创新是相对的，是事物发展过程中两种不同的倾向或环节。继承是接受原有的定式，创新是对原有的进行改革更新；二者又是统一不可分离的，且可相互转化。继承是创新的基础和条件，创新是为了更好地继承，没有继承，创新就成了无源之水，没有创新发展，也更谈不上继承。

医学贵在创新，贺老也正是这样做的。他尊古而不泥古，以孜孜不倦的探索精神，勇于开拓创新，攀上了一座又一座针灸学高峰。

贺老注重继承、精研经典、努力挖掘、勇于创新，对几近失传的火针疗法，自制针具，不断摸索，使火针疗法在临床治疗上取得了确切的疗效。在近 60 年的临床工作中，贺老总结了毫针、放血、火针等不同疗法，在针灸治疗高血压、白癜风、风湿性关节炎、发热的临床研究中，均取得了较好的疗效。近年来他专心致力于治疗儿童智力低下、子宫肌瘤、外阴白斑、慢性小腿溃疡、下肢静脉曲张、静脉炎等疑难病症的探索，取得了显著的疗效。特别是在治疗乳腺癌、帕金森病、运动神经元损伤等疑难病症上，火针显示出神奇的疗效，用火针治疗中风后遗症为其治疗的又一大特色。为了让更多的临床针灸医师掌握火针疗法，他多次办班讲授技法，使火针疗法在全国各地和部分国家、地区造福于患者。贺老的探索精神贯穿于临床全过程，对针灸经典中的禁区敢于尝试突破，如用火针治疗下肢静脉曲张，打破了针刺须避开血管的禁忌，以曲张血管为腧点刺，疗效显著，无副作用，扩大了针灸治疗的病种，形成了独到的选穴规律，辨证选穴少而精、效而奇。其从20世纪60年代起，贺老努力探索针灸治疗小儿智力低下，至80年代时取得了显效率达到80％以上、有效率达95％以上的成果。

他从1940年从事中医针灸事业至今60余年，通过孜孜不倦的潜心钻研，在长期的医疗实践中创造的“针灸三通法”——微通法、温通法、强通法，是他经过50余年的理论探讨和临床实践相结合而提出的针灸学术思想。现将针灸三通法的内容简介如下。

一、针灸三通法的概念

（一）微通法

所谓微通，其意有四：①微针：毫针刺法，因其所用毫针细微，故古人称之为“微针”“小针”，“微”代表此法的主要工具是毫针，如《灵枢·九针十二原》：“欲以微针通其经脉”。②微调：用毫针微通经气，好比小河之水，涓涓细流，故曰微通。③针刺微妙：《灵枢·小针解》：“刺之微在数迟者，徐疾之意也。”“粗之暗者，冥冥不知气之微密也。妙哉！工独有之者，尽知针意也。”所谓微者，是指针刺精微奥妙之处。④手法轻微：我细心观察贺老的针法并结合自己的体会，认为手法轻巧是取得理想疗效的关键，针刺应给予患者感觉舒适的良性刺激。

如何掌握针刺的微妙呢？《灵枢·九针十二原》云“小针之要，易陈而难入”。贺老认为，微通法的实质也就是研究和探讨在针刺过程中刺激形式、刺激量和刺激效应，以及这三者之间的相互关系。具体治疗时，以针为根，以刺为术，以得气为度，以补泻为法，随证应变，从一针一穴做起，到掌握腧穴处方的综合效应，以期取得理想的疗效。微通法以中医理论为指导，也是一切针法的基础。

从现代研究结果来看，穴位既有相对的特异性，又具有双向调节作用，若经络阻滞，则信息反馈障碍，导致双向调节作用及机体自稳体系紊乱，而出现各种病证。微通法就是通过刺激穴位并用手法进行微调，以恢复机体的自稳调节机制，达到邪去正复的目的。

（二）温通法

温通法以火针疗法为代表，包括温针、艾灸等疗法。

此法给机体以温热刺激，好似冬春之季河面浮冰，得阳春之暖，而渐融之，河水通行无涩也，因其得温而通，故名温通。

火针古称燔针、焠刺、白针、烧针，如《灵枢·官针》云："九曰焠刺，焠刺者，刺燔针则取痹也。"《伤寒论》记载"烧针令其汗"。它的施术是将针体烧白，然后刺入人体一定的穴位或部位，从而达到祛除疾病的目的。

火针具有针和灸的双重作用：其一，针刺穴位，腧穴本身有调整作用，此同微通法；其二，温热属阳，阳为用，人体如果阳气充盛，则阴寒之气可以祛除，即火针有祛寒助阳的作用。而人身之气血喜温而恶寒，如《素问·调经论》云："血气者，喜温而恶寒，寒则泣不能流，温则消而去之。""寒独留则血凝泣，凝则脉不通。"血气遇寒则凝聚不通，借助火热，得温则流通。火针主要适用于疑难病、顽固性病证、寒证等。

（三）强通法

强通法的典型方法是放血疗法，包括拔罐、推拿等疗法。放血疗法是用三棱针或其他针具刺破人体一定部位的浅表血管，根据不同的病情，放出适量血液的方法。《灵枢·小针解》"宛陈则除之者，去血脉也"，即指以放血疗法祛除恶血，以达祛瘀滞、通经络的作用。此法犹如河道阻塞，水流受阻，今疏浚其道，强令复通，故曰强通。

其作用机制，一方面，通过祛瘀以通经，因瘀血是病理产物，又可成为致病因素，若瘀血阻滞经络，最好的方法莫过于刺破血络以泻血祛瘀。正如《素问・调经论》所云："帝曰：刺留血奈何？岐伯曰：视其血络，刺出其血，无令恶血得入于经，以成其疾。"另一方面，若无瘀血，由于气血相互依存，在实证时，如《素问・阴阳应象大论》"血实宜决之"，通过决血以调气，可起到疏通经络的作用。

强通法主要用于急救及有瘀滞的病证。

以上是三通法的核心与内涵，然引而广之，如微刺法当属微通，熏熨法归于温通，刮痧等为强通类，三通法又可包括所有针灸疗法。

二、针灸三通法的理论依据

（一）病多气滞，法用三通

病因是多样的，病机是复杂的，然而贺老体会尽管致病因素有六淫、疫疠、七情、饮食不节、劳累过度、跌打损伤等多种，其病理变化又有表里上下、升降出入、寒热虚实、气血阴阳的失调等，而这几方面的变化过程都是机体抗病能力、与病邪交争及脏腑经络自身功能失调的种种表现，因此各种疾病的病理变化都必然影响到脏腑经络之气的运行，从而导致脏气、腑气、经络之气的阻滞，即气滞。气滞是大多数疾病发生发展的重要环节，气滞则病，气通则调，调则病愈。贺老把中医繁多的病理机制归结为气滞，从而提出了"病多气滞"论。在这一理论的指导下，贺老逐渐将传统针灸疗法提纲挈领为针灸三通法，使用各种不同的针具针法，刺激穴位，疏通经络，激发人体正气来复，驱邪外出，以期脏腑经络之气通畅，从而恢复人体正常的功能活动，即“法用三通”。贺老“病多气滞，法用三通”的针灸学术思想正是三通法的立论依据。

（二）三通法的治病机制

1. 针灸的法则在于调气

针灸之法，即通经调气之法。《灵枢・九针十二原》云：“欲以微针通其经脉，调其血气。”《灵枢・刺节真邪》云：“针刺之类，在于调气。”《灵枢・终始》云：“凡刺之道，气调而止。”由上可见，针灸的通经调气作用是治疗各种疾病、祛除各种气滞的有效大法，也是针灸治病的根本道理。贺老认为，中医“气”的概念，是指人体一切脏腑组织器官的功能作用，如果人体脏腑组织发生气机不调，就会出现疾病，调气实质上就是调理脏腑经络的功能。

2. 三通法旨在通经

三通法是采用各种针灸方法，通过调气以通经，或通经以调气，达到疏通经络、调和气血、治愈疾病的目的。微通法重在调，温通法取其温，强通法在于决血调气，根本宗旨就是通。这正如虞抟《医学正传》所说：“通之之法，各有不同，调气以和血，调血以和气，通也；下逆者使之上行，中结者使之旁达，亦通也；虚者助之使通，寒者温之使通，无非通之之法也。”

针灸三通法源于《黄帝内经》，是对传统针灸疗法的归纳与升华，并较好地阐明了针灸的作用机制。贺老的这一学术思想得到了国内外同道的高度赞赏，并被广泛传播应用。

临床上根据病情不同，三通法既可单独使用，又可互相配合应用，往往能收到较理想的疗效。

三、三通法新解

（一）调节机制

微通法：调节穴位，通畅经络，补泻，虚实，邪正，湿性黏滞，湿遏气机——湿。

强通法：压强，压力，气压，放血，调节压力——风。

温通法：温即温度，有热通、凉通、火针、水针——寒热。

（二）作用部位

微通法：经络。

强通法：皮肉脉筋骨——五体。

温通法：脏腑。

贺老曾经先后发表论文20余篇，其中《论火针疗法》获北京市学术年会优秀论文奖，《针刺治疗输尿管结石》获北京市科学技术进步奖，还先后著有《针灸治痛》《针具针法》《针灸歌赋的临床应用》《毫针疗法图解》《火针疗法图解》《三棱针疗法图解》等书。

北京针灸三通法研究会的成立，使他的学术思想得到了社会的普遍关注和承认，对国内外针灸界产生了极大的影响。近年来分别在中国台湾，以及美国、日本及东南亚等地成立了“三通法研究会”，在国际上也产生了极大的影响，对国内外针灸界产生了积极的影响。

第二十七话 贺氏针灸三通法治疗中风

一、急性期的治疗

中风急性期之实证以气血上逆、痰火内闭、瘀血阻痹等表现之危、急、重症为突出特点，根据贺氏针灸三通法理论，必须用局部放血疗法以治血调气。此期应用放血疗法的目的在于针对其病机发挥强通法清热泻火、止痛、镇吐、救急危症等方面的作用，同时宜配合微通法以畅气机、行气血。

(一) 清热泻火

心属火，心阳过亢则出现“火谵症”，如心烦不安，甚至神昏谵语，心主血，故放血可以直接减轻心阳过盛的病理状态；肝藏血，放血亦可治疗肝火妄动之病证。根据以上思路，针对急性期因颅压增高、高血压等因素出现的神昏、烦躁，甚至昏迷伴息粗、脉实、舌红、苔厚者，给予三棱针放血疗法。

针对阳盛发热，阳气盛必然导致血热，放血可消减血热，以减轻脉中的热邪，因而退热。人身之气以血为本，同时又随血出入，迫血外出能泻出过盛的阳气，从而改善阳盛的状态，使机体的气血趋于平衡，热而自平。根据以上思路，针对急性期因感染或其他因素导致出现的身热、脉实、舌红、苔厚之实热者，给予三棱针放血疗法。

（二）止痛

中医学认为，“通则不痛，痛则不通”。意思是说，伴有疼痛的病证，其经脉中必有闭塞不通的地方。此时强通法可直接迫血外出，疏泄瘀滞，畅通经脉，故疼痛可止。根据以上思路，针对急性期因颅压增高、高血压等因素出现的头痛，给予三棱针放血疗法。

（三）消肿

“肿”大都由气滞血涩、脉络瘀阻直接造成，放血能直接排出局部经脉中“菀陈”的气血和病邪，以促使经脉畅通无阻，以达到消肿的目的。根据以上思路，针对中风所致的舌强言謇或伸舌歪斜、脉实、舌红、苔厚者，给予三棱针放血疗法。

（四）镇吐

恶心呕吐多属于胃热或肝气横逆犯胃，放血能泻热平肝逆。根据以上思路，针对急性期因颅压增高、高血压等因素出现的呕吐，给予三棱针放血疗法。

（五）急症解救

综上所述，放血疗法可通过泻热凉血、起闭开窍、醒神清脑的作用急救卒中昏厥不省人事的患者，是有效的急救手段。

二、恢复期、后遗症期的治疗

恢复期以血瘀、痰凝、气机不畅致经脉失养为病机，主要用微通法以通调经脉，并根据需要配以温通之火针疗法；后遗症期多气虚血瘀、脉络痹阻而肢体废而不举或拘挛不伸，主要治以火针疗法温通经脉、行气活血。根据贺氏针灸三通法理论，火针疗法应用于恢复期、后遗症期主要发挥其消癥散结、益肾壮阳、温中和胃、升阳举陷、止痛除麻、定抽息风等作用。

贺老认为："人体疾病不论外感还是内伤，其致病原因虽然各种各样，但病机所在，不外乎气血不通、上下不达、表里不合，火针因其有针有热，故集中了针刺、艾灸的双重优势，可借助针力与火力，无邪则温补，有邪则祛邪。"火针之热力大于艾灸，针具较一般毫针粗，所以可温通经脉，引邪外出，使经络通畅、气血调和，诸疾自愈。另外，火针除有借火助阳、温通经络、以热引热等作用外，还具有疏导气血的作用。其所消之癥结包括气、血、痰、湿等积聚凝结而成的肿物、包块、硬结等。瘀血、痰浊、痈脓、水湿等均为致病性病理产物，它们有形、属阴、善凝聚，一旦形成就会停滞于局部经络，导致气血瘀滞，脏腑功能低下，引起各种病证，日久形成痼疾、顽症。火针借助火力，焯烙病处。

出针后针孔不会很快闭合，如《针灸聚英》所云："盖火针大开其孔穴，不塞其门。"加之针具较粗，又可加大针孔，故使瘀血痈脓等有形之邪直接排出体外。火针可治本排邪，同时借火助阳鼓舞血气运行，促使脏腑功能恢复，有事半功倍之效。此时若以毫针，功效则微；若以三棱针，只有刺络排邪而不能温经助阳、鼓舞气血运行。根据以上思路，针对出现于恢复期及后遗症期的肌张力明显增高、关节活动度差甚至拘挛变形的患者，给予关节周围局部火针疗法；并针对出现于恢复期气虚血瘀、脉络痹阻而肢体废而不举的情况，以火针散结开滞，借火助阳鼓舞血气运行。

（一）益肾壮阳，升阳举陷，温中和胃

点刺肾俞、命门等，可借助火针的热力使肾的气化功能加强，元阴元阳资源化生，达到益肾壮阳的作用。点刺足三里、内关、脾俞、中脘等穴，可使脾胃经脉行气行血，振奋脾胃阳气，使脾胃健运之功得以恢复，有助于疾病之恢复。火针点刺肾俞、命门、足三里、内关、脾俞、中脘等穴适用于恢复期兼有脾肾阳虚之证。

（二）解痉止挛

肌肉抽搐乃筋失血养所致，细火针烧红后点刺抽搐、拘挛之局部，可促使其血运行，加强局部血液供给，筋得血则柔而不拘，抽搐自定。

根据以上思路，针对出现于恢复期及后遗症期的面肌痉挛，可局部用火针疗法。其他痉挛、癫痫须用强通法放血治疗。

（三）除麻

麻木乃经络阻滞，阳气不能率血濡养肌肤所致。火针治疗温经助阳，气至血通，则麻木自除。

三、辨证论治

（一）辨证分型

贺老将中风的辨证分型分为以下5型：

1. 中经络

（1）肝阳暴亢，风火上扰证：半身不遂，口舌㖞斜，舌强语謇或不语，偏身麻木，眩晕头痛，面红目赤，口苦咽干，心烦易怒，尿赤便干，舌质红或红绛，舌苔薄黄，脉弦有力。

（2）风痰瘀血，阻痹经络证：半身不遂，口舌㖞斜，舌强语謇或不语，偏身麻木，头晕目眩，舌暗淡，舌苔薄白或白腻，脉弦滑。

（3）气虚血瘀证：半身不遂，口舌㖞斜，舌强语謇或不语，偏身麻木，面色㿠白，气短乏力，口流涎，自汗出，心悸便溏，手足肿胀，舌质暗淡，舌苔薄白或白腻，脉沉细、细缓或细弦。

2. 中脏腑

（1）痰热内闭心窍证：平素多有眩晕、麻木之症，情志相激而病势突变，神志恍惚、迷蒙，半身不遂而肢体强痉拘急，便秘，舌质红绛，舌苔黄腻而干，脉弦滑大数。

（2）元气败脱，心神散乱证：突然神昏，神愦，肢体瘫软，手撒，肢冷汗多，重则周身湿冷，二便自遗，舌萎，舌质紫暗，苔白腻，脉沉缓、沉微。

（二）辨证治疗

1. 中经络

（1）肝阳暴亢，风火上扰证：百会三棱针放血（放血仅用于急性期），四神聪、曲池、合谷、太冲。

（2）风痰瘀血，阻痹经络证：金津、玉液、曲泽、委中三棱针放血（放血仅用于急性期），四神聪、中脘、曲池、天枢、合谷、丰隆、太冲。

（3）气虚血瘀证：百会、气海、曲池、合谷、阳陵泉、足三里、太冲。

2. 中脏腑

（1）痰热内闭心窍证：四神聪放血（放血仅用于急性期），曲池、合谷、足三里、阳陵泉、太冲、中脘、天枢、丰隆。

（2）元气败脱，心神散乱证：隔盐灸神阙。

四、对症配穴

1. 神志

（1）昏蒙嗜睡甚至昏迷：血压正常者针刺水沟；血压

高者十二井穴放血、十宣放血交替使用。

（2）躁扰、失眠、乱语：本神；血压正常者针刺水沟；血压高者十二井穴放血、十宣放血交替使用。

2. 失语

通里、照海、哑门。

3. 头面五官

（1）眩晕：急性期四神聪放血，血压高者灸神庭。

（2）头痛：合谷、太冲。

（3）目失灵动、视物成双：臂臑。

（4）饮水呛咳、吞咽困难：天突、内关。

（5）牙关紧闭：下关、地仓、颊车。

（6）舌强语謇或伸舌歪斜：金津、玉液放血。

（7）舌体萎缩或卷缩：风府、风池、哑门。

（8）流涎：丝竹空。

4. 肢体

（1）上肢不遂：条口。

（2）下肢不遂：环跳。

（3）足内收：绝骨、丘墟。

（4）强痉：火针局部取穴。

（5）抖颤难自止：少海、条口、合谷、太冲。

（6）麻木：十二井放血。

5. 二便

（1）大便秘结：支沟、丰隆、天枢。

（2）小便癃闭：关元、气海。

（3）大、小便自遗：灸神阙。

五、针刺手法

急性期（除气虚血瘀证）均用强通法，百会、四神聪、金津、玉液、十宣、十二井放血均采用三棱针速刺法，曲泽、委中采用三棱针缓刺法；余穴用毫针刺，穴取患侧为主，平补平泻，留针30分钟，每日1次。

恢复期、后遗症期诸穴以火针点刺后毫针留针治疗。火针疗法所取之穴用细火针快针施用经穴刺法；余穴用毫针刺，穴取患侧为主，平补平泻，留针30分钟，每日治疗1次。

第二十八话　臂臑

臂臑属于手阳明经，该穴并非是常用穴，但是贺老却经常选用。关于这个穴位治疗的病证，在古代医籍，特别是古代针灸医籍中有不少记载，如头痛、瘰疬、肩臂痛不得举等，但是唯独没有治疗眼目之疾的记载，而贺老在临床实践中却将此穴作为治疗眼疾的常用穴。该穴能有效地消除患者的畏光、红肿疼痛、视力减弱、辨色模糊、斜视、复视等症状，因此贺老常将其应用于结膜炎、近视、色弱、视神经等病的治疗。

从臂臑的特点来看，《针灸甲乙经》谓之为“手阳明络之会”，《针灸聚英》谓之为“手足太阳、阳维之会”。阳明经多气多血，手阳明之络入耳中，与耳目所聚集之经脉（宗脉）会合，故本穴可以治疗多种眼疾。手足太阳经交会于睛明，阳维起于金门，沿足少阳经上行，过臂臑后复沿手足少阳经上头，终于阳白。考臂臑，乃手阳明、手足太阳、阳维之会穴，故用之可通阳泻热而明目。

臂臑用在眼科疾病，自临床应用以来效果甚佳，文献记载中未发现副作用。从近年来的文字记载中可以看出，臂臑治疗眼疾已经被越来越多的针灸同道所运用。在《中国针灸独穴疗法》中记载了臂臑治疗结膜炎、角膜炎、眼内异物等病；《中国针灸穴位通鉴》一书中说臂臑主治“眼疾病……在臂臑穴分别向前上方、后下方直刺一寸，每个方向做适量的捻转，可治疗视物模糊、视力下降等眼疾患”。目前对这个穴位治疗眼疾的机制值得进一步研究探讨，但作为该穴的疗效却是肯定的。

第二十九话　腧穴

腧穴是人体脏腑、经络之气输注于体表的部位，为“脉气所发”“神气游行出入”之处。经穴是经脉线上的反应点，与经脉一样伏于分肉之间。经络与腧穴密不可分地联系在一起，经络以穴位为据点，穴位以经络为通路，经络的功能主要由腧穴来体现。

人体的腧穴很多，大体上可归纳为十四经穴、奇穴、阿是穴三类。考察腧穴的源流，《黄帝内经》时期经穴很少，往往只举经名而不及穴名，载有穴名者仅160穴左右。到《针灸甲乙经》时穴位增至349个，其发展过程有待于继续考察。现在临床针灸施术常用的人体腧穴是361个。腧穴在历代文献中又称“砭灸处”“气穴”“骨穴”“骨空”“孔穴”以及“穴位”等。腧穴与经络在针刺的作用下，调动人体的抗病能力，调节机体的虚实状态，以达到防治疾病的目的。研究腧穴可以从五方面进行：①位置变异。②功能作用。③穴位配伍。④针刺深浅。⑤手法。要取得好的疗效，就必须全面考虑这五方面的问题。腧穴中有特殊称号及有特殊作用的重要腧穴称为特定穴。特定穴是将十四经中占有特殊地位、特殊性质，同时又有独特治疗作用的腧穴，赋予有代表性的称号，究其实质，是腧穴的不同分类。它们除具有经穴的共同主治特点外，还有其特殊的性能和治疗作用。特定穴包括五输穴、原穴、络穴、俞穴、募穴、八会穴、郄穴、下合穴、八脉交会穴、交会穴等。

一、腧穴的本质

《灵枢·九针十二原》云：“节之交，三百六十五会，知其要者，一言而终，不知其要，流散无穷。所言节者，神气之所游行出入者也，非皮肉筋骨也。”其明确指出腧穴是神气游行出入的部位，并不是指皮肤、肌肉等可视见、触摸到的有形物。现一般认为，“神”是中枢神经系统的功能表现，腧穴似应是反映中枢神经系统功能——神经递质出入的部位，既言游行出入，那么自身是能感觉体验到的，这可能是神经递质的释放降解过程或神经兴奋产生的电脉冲。

二、腧穴的位置

1. 腧穴据于经线上

《黄帝内经》所载脉气所发三百六十余穴（经气所发不等同于现代的腧穴，部分没有定位、定名），均是分布于经脉循行线上，数目与位置是一定的，与生俱来即如此。

2. 腧穴有一定的深度

《素问·刺要论》云：“病有浮沉，刺有浅深，各至其理，无过其道。过之则内伤，不及则生外壅，壅则邪从之。浅深不得，反为大贼，内动五脏，后生大病。”这说明针刺浅深必须根据穴位的深浅来确定，否则有害无益，不同的穴位其浅深度是有区别的。

3. 腧穴处在分肉间

针刺取穴是遵循循经取穴的原则，由于经脉伏行于分肉之间，所以《素问·调经论》主张“守经隧”“取分肉间”的取穴方法。穴位是处于分肉之间的经脉上，其深浅即由分肉间隙来决定，穴位并不是皮肤表面的一个点。

三、腧穴是反应点、治疗点

《灵枢·九针十二原》云："五脏有六腑，六腑有十二原，十二原出于四关，四关主治五脏，五脏有疾，当取之十二原……而原各有所出，明知其原，睹其应，而知五脏之害矣。"《灵枢·背腧》云："愿闻五脏之腧出于背者……则欲得而验之，按其处，应在中而痛解，乃其俞也。"以上说明穴位是脏腑功能状态的反应点，当然亦是刺灸的治疗部位。经脉连属于脏腑，穴位是经脉的据点，穴位与脏腑功能是息息相通的，外在的穴位可影响调节内在的脏腑。还有在经穴、脏腑相关方面，《黄帝内经》尤其强调原穴的重要性，由此必须重视对原穴的探究。

四、腧穴的定位

我看贺老取合谷、申脉、照海、足三里等穴就与教材有异，并说悬钟应在腓骨前缘。对穴位的定位请教贺老，他说："这个问题实际上比较复杂，穴位可以说遍布全身，其定位不能照本宣科地套用，它有确定性的一面，也有不确定的因素。"

通过学习探讨，我认为穴位的确定性是指：①按骨度分寸取穴。②穴位处在分肉之间、骨缝之间、溪谷之间。③穴位处在凹陷处。④穴位常在脉动处。⑤穴位有一定的深度。

而穴位的不确定性因素包括：①男女差异。②人体体质差异，如高矮肥瘦。③体位的变化。④与练功、气功有关。⑤与时空或子午流注有关。

五、穴名与功效

腧穴的名称均有一定的含义，《千金翼方》指出：“凡诸孔穴，名不徒设，皆有深意。”穴名是历代医家以其所居部位和作用为基础，结合自然界和医学理论等，采用取类比象的方法而定的。这里试就依据穴位功效命名的腧穴做一小结。大致有如下穴位其功效与命名直接相关：云门、侠白、孔最、少商、商阳、迎香、下关、头维、不容、承满、水道、归来、气冲、条口、冲阳、漏谷、血海、腹结、大横、腹哀、周荣、灵道、通里、神门、少冲、少泽、后溪、养老、支正、秉风、曲垣、听宫、睛明、眉冲、承光、通天、天柱、风门、承扶、魄户、神堂、魂门、意舍、志室、飞扬、然谷、太溪、交信、间使、内关、劳宫、液门、外关、四渎、消泺、听会、本神、目窗、正营、风池、风市、中渎、光明、太冲、期门、长强、命门、筋缩、灵台、神道、哑门、风府、上星、神庭、关元、气海、神阙、水分、建里。

释义探讨举例：关元——关住元气；交信——交换信息，可调经；养老——养生延老，可治老年性骨关节病、眼花；光明——带来光明；外关、内关——主外感、内伤……不一而足，有待更全面深入的探讨。

六、腧穴主治的普遍性

腧穴主治的普遍性包括：①腧穴所在，主治所在：也就是通常所说的近部取穴。②经脉所过，主治所及：指的是以穴位的归经确定其主治的病证。

七、腧穴主治的特殊性

腧穴主治的特殊性包括：①特定腧穴特定主治：主要指特定穴的独特主治内容。②同一腧穴双向主治：即双向调节作用，如天枢又止泻又通便，足三里又解痉止痛又增强蠕动等。③主治相同疗效有别：这主要指很多穴位都有相同的作用，但其中必有疗效显著者，了解和掌握了以上内容才能正确配穴。

八、腧穴的相对特异性

腧穴的相对特异性包括：①性能的相对特异性。②补泻后效应的相对特异性——双向调节作用。③配穴效应的相对特异性。④针灸处方治疗病证的相对特异性。

第三十话　医德·医术·医功

贺普仁教授在60多年的从医经历中，总结提出了“医德、医术、医功”三位一体的针灸医师标准和培养方针，见解独到，高屋建瓴。医德是指医生的职业道德；医术是指医生掌握的医疗技术；医功是指针灸医生还需要一定的武术或气功的功力。贺老认为，这三者有机结合才能当好针灸医生。

一、医德

关于医德，古人认为“医乃仁术”，也就是说，医生应当富有对患者的关怀、爱护、同情之心。贺老最喜欢孙思邈《备急千金要方·大医精诚》中所说的：“凡大医治病，必当安神定志，无欲无求，先发大慈恻隐之心，誓愿普救含灵之苦。若有疾厄来求救者，不得问其贵贱贫富，长幼妍媸，怨亲善友，华夷愚智，普同一等，皆如至亲之想，亦不得瞻前顾后，自虑吉凶，护惜身命。见彼苦恼，若己有之，深心凄怆，勿避险巇、昼夜、寒暑、饥渴、疲劳，一心赴救，无作功夫形迹之心。如此可为苍生大医，反此则是含灵巨贼……其有患疮痍、下痢，臭秽不可瞻视，人所恶见者，但发惭愧凄怜忧恤之意，不得起一念蒂芥之心，是吾之志也。夫大医之体，欲得澄神内视，望之俨然，宽裕汪汪，不皎不昧。省病诊疾，至意深心，详察形候，纤毫勿失，处判针药，无得参差。虽曰病宜速救，要须临事不惑，唯当审谛覃思，不得于性命之上，率尔自逞俊快，邀射名誉，甚不仁矣！”

贺老在实践中更是身体力行，常说："给智力低下的孩子治病，单凭高超的医术是不够的，还必须有一颗爱孩子的心。"贺老在给智力低下的孩子治疗时，经常碰到"不公正"的对待。一些病情严重的患儿，在接受治疗时，常对他有极不尊重的举动。贺老对此表示："我不介意，因为他们不是正常的孩子。"这份理解中倾注了贺老的多少慈爱，又体现了贺老多么高尚的医德！贺老给智力低下的孩子治病，克服着常人难以想象的困难。

贺老在繁忙的治疗工作中始终对患者保持诚恳、耐心，且待患者如亲人。有些从边远地区来的慢性病贫苦患者，贺老常常不收治疗费。有些需长期医治而白天又就医困难的，贺老常牺牲晚间休息时间为他们义务诊治，不取分文。被治愈者成千上万，感谢信似雪片飞来。贺老只是淡淡地说："我最大的快乐是看到求医者从病痛中解脱出来。"

二、医术

做医生要有精湛的临床技术，才能更好地为患者服务。其实，"医术"很难有一个客观的标准，常常是出于对某人技术职称的想象，因为有一个专家的头衔，想必其"医术"就一定很高明。岂不知，"皇家乐队"里的"南郭先生"远不如流浪他乡的民间艺人。是否真的能手到病除、起死回生，那还得看他是否具有过硬的真本领。

贺老常说："高超的医术来自人的聪颖和勤奋，但更重要的是来自高尚的品德和情操。"要提高医术主要要做到以下几个方面：

1. 掌握医学基础知识和针灸学知识。

2. 熟练运用针灸技术。

3. 对人体和疾病要有全盘的把握。

4. 把医术当艺术，要以钻研艺术的苦心孤诣来钻研医术。

5. 学习知识，运用技术，提高水平，升华境界，不断进步。

三、医功

由于贺老武术、气功的功底深厚，针灸时腕力强，手指稳，手上有一股巧劲，进针顺畅无阻，力度恰到好处。贺老手指上的气感强，气通过针的媒介作用直达穴位，针刺速度极快。

贺老针刺，可说是胸有真识，腕有真劲，手有真气，投之所向，无不如意，既灵活自如，轻妙绝伦，又蕴涵着一种实实在在、巧发奇中的力量，使针入肌肤时，轻而不浮，实而不拙。得到过贺老治疗的患者都反映，贺老针刺手法如蜻蜓点水，进针无痛且针感犹如潮水，渐起至隆盛，再至减弱。经过他的针治后，患者皆有痛苦消失、轻松自如之感。患者接受贺老的治疗，不仅疗效显著，而且从此消除了“怯针”的心理障碍。

为了减少患儿在治疗中的痛苦，贺老创造了“贺氏飞针法”，在一两秒内完成针灸治疗。此针法主要在用气，要求技术纯熟，对穴位的掌握、进针深浅成竹在胸，且要有深厚的气功根底。

贺老这种独具特色的针刺手法是怎样练就的呢？为此，他专门制订了一套方法。

（一）练针先练指

针刺手法是针灸治疗学中的重要组成部分。左手循按揉切腧穴，右手为刺手是针刺方法中的重要手法。疗效好坏皆在于两手手法及功力，且主要功力又在于拇指、中指及食指。其运力在于指节，并借助腕臂之力，甚至运动全身之力于指端，才能使针体轻了无痛。所以必须先将拇、中、食三指练出一番好功力，方能在临床施术中获得良效。练此功夫宜两手同时练习，若单习一手三指，则不能随心所欲左右手同时进针。

指力怒劲与针刺手法有密切之关系，不学针灸则已，欲学针灸必须练习手指努劲。仅就拇、中、食三指而言，其中拇、食指为主，中指为辅，只要把拇、食指功力练好，其功成矣。

练指功有四步：

第一步，二指禅。贺老自幼练习八卦掌，在此基础上练习二指禅功。练习此法，首先于桌案之前站稳，吸气使气下沉入丹田，然后两手臂向前抬起伸直，随之弯腰向前，双手拇指指腹搭在桌案边上，自觉丹田之气上贯两肩、臂、肘、腕乃至指端，初练时必觉甚为费力，不能耐久，此时可调换食指，按于桌案边上，如此交替习之，练习日久后，则不觉其苦，至此可以增加练习时间。一般要循序渐进，不可急于求成。初练时每次5分钟，每日1～2次。根据练习者身体素质的不同，以后每日练习时间可增至15分钟，大约100天后即可取得功效。入门后不可间断，仍需平日习之，大约3年后大功成就。

第二步，顶指法。初练时空手习之，紧并中、食二指，屈成钩形，而以拇指屈置中、食二指之间，使三指尖相顶，紧紧扣牢，虎口成圆形，猛力扣5分钟，每日有空即练，不限次数。

第三步，夹木锥。此法用2个小木锥，夹于右手拇、食、中指肚之间紧捏。木锥长约3寸，粗约1寸，根粗尖细，以花梨、紫檀质地坚硬为佳。每日有暇则练，半年功可成矣。练习以上诸法不仅有助于提高针灸疗效，对强健身体也有裨益。

第四步，捻线法。练习捻线法不用任何工具，具体做法是：将拇、食、中指指肚紧贴，虎口呈三角形，三指肚相贴之处，以三指的第一节为限，指肚相贴之后，乃贯全臂之力于指，拇指徐徐向前捻若干次，然后拇指再向后捻转若干次，其捻转数前后相等。每日不限次数，有暇即练，非常便利。

（二）练针须练气

贺老的针法是将针灸、气功融为一体的方法。他常说："搞针灸不练气功，等于医生白费劲，患者白受苦。"针灸医生指功不可不练，而坐功又不可不行。初行坐功时，应谨守规矩，正其心身，巍然竖直，胸硬腰挺，不可伛偻，左腿抱右腿，两手翻置于膝上，眼观鼻，鼻观心，徐事吐纳，由浅入深。先徐徐将胸中之浊气吐出，再吸入新鲜空气，初其微细，采天地之灵秀，取日月之精华，吐胸中之恶浊，纳自然界之清气。每吸一口全部由精神吸入，由胸中经过然后纳入丹田，丹田即气海，在脐之下小腹之上。初练时气随入随出，不能收留，坚持打坐终能存于丹田，气满而道成。施针者以有形的练习之功加无形调息之气，用于针刺则能事半功倍。

将武术气功运用于针灸学之中，是中国针灸由始以来的一大亮点。近代"魔针"黄石屏大师，当代"八卦掌"贺普仁教授，都是闻名遐迩的大武术家、大气功师。据笔者思之，结合了气功与武术的针法之所以能更加快速明显地取效，就在于其较之一般针法更具振动荡击力，作用于人体的经络气血，更能迅速激发人体的自然潜能和免疫能力。"刺之要，气至而有效"，所以，加强我们针灸医师自身"内功"的修炼显得尤为必要。

第三十一话 消导药

消导药是以消化饮食、导除积滞为主要作用的中药，又称消食药。消导类药物辛散行滞、甘平和中，有消化饮食、导行积滞、行气消胀、健运脾胃、增进食欲的功效，主要治疗饮食不消、宿食停滞所致的脘腹胀闷、嗳腐吞酸、恶心呕吐、厌食、大便失常，以及脾胃虚弱、消化不良等病证。部分药物还有降气消痰、止咳平喘、回乳消胀、活血化瘀、行气散结、固精止遗等作用。

现代研究发现，有些消导药含淀粉分解酶、蛋白分解酶，能促进淀粉类及蛋白类食物的消化；有些药能促进胃液分泌，增强胃肠蠕动，提高消化能力；有些药对胃肠道常见致病菌有不同程度的抑制作用；部分药还对葡萄球菌、肺炎球菌等有抑制作用。消食药对西医诊为消化不良、肠炎痢疾、各种疾病引起的食欲不振等有一定的治疗作用，个别药对高血压、高血脂、冠心病、脾肿大等病有较好的疗效。

中医学认为痰浊凝聚是肿瘤重要的病因病机之一，《秘传证治要诀及类方》云："痰为气所激而上，气又为痰所膈而滞，痰与气搏，不能流通。"癌因聚结成块，坚如木石。中医的治疗原则为坚者消之，结者散之。

同时，脾胃为人体气机运行的枢纽，气机的顺畅是人体生命活动存在的前提和基本方式，而脾胃性属至阴，具有承阳启阴之功，对人体气机的运行具有重要的中轴转枢作用，这种转枢作用也是脾胃成为五脏调神关键的重要因素。明代《景岳全书·积聚》云："凡脾肾不足，及虚弱失调之人，多有积聚之病。盖脾虚则中焦不运，肾虚则下焦不化，正气不行则邪滞得以居之。若此辈者，无论其有形无形，但当察其缓急，皆以正气为主……若饥饱无论，饮食迭进，以致阳明胃气一有所逆，则阴寒之气得以乘之，而脾不及化，故余滞未消，乃并肠外汁沫搏聚不散，渐成癥积矣。"

中医治疗肿瘤当注重健脾，有胃气则生，无胃气则死。在治疗中应用健脾益气法，不仅可以促进脾胃功能的恢复，还能增强患者的细胞免疫和免疫监视功能，提高免疫力，调节内分泌环境，调动和增强机体内在抗癌能力，改善体力，提高患者生活质量。尤其是术后气血大伤而虚弱的患者及化疗期间的患者，应用健脾中药可以益气养血扶正，提高机体免疫力，减轻化疗的毒副反应，提高化疗的疗效，即养正积自除。

在临证处方中，贺老喜欢用鸡内金、谷芽、麦芽、焦山楂、砂仁、神曲等消导药。《素问·五脏别论》指出，"胃者，水谷之海，六腑之大源也。五味入口，藏于胃，以养五脏气"。《素问·玉机真脏论》记载："五脏者皆禀气于胃，胃者五脏之本也。"李东垣进一步指出："真气又名元气，乃先身生之精气也，非胃气不能滋之。"这些均说明脾胃在人体中具有重要作用。在治疗中，攻邪法可损伤胃气，所以在用药时也当重视护胃，助胃消食。

第三十二话　肺癌诊疗思路探讨

一、正邪力量的判断方法

1. 判断正气虚实的主要依据

（1）年龄：根据自然规律，年轻者较高龄者应该具有更充盛的正气，对于75岁以上的患者，使用攻法要慎重。

（2）合并其他疾病：合并其他疾病如冠心病、糖尿病、慢性肝炎等基础病的患者，正气相对虚弱。

（3）辅助检查结果：血常规，重要脏器如心、肝、肺、肾功能的检查，免疫功能指标，是反映人体正气是否充盛的另一类指标。

未经西医损伤性治疗的患者，其正气较经过手术及多疗程的放化疗患者更为充盛。

2. KPS评分越高的患者，正气越充盛

食欲好、睡眠佳、排便畅的患者正气充盛。

3. 判断邪气盛的主要依据

（1）快速的肿瘤生长。连续监测一两个月，肿瘤病灶有迅速增大的迹象。

（2）严重的临床症状。病变器官组织功能失常或丧失，严重压迫周围器官。

（3）短期内肿瘤标志物迅速升高，远远超出参考值范围。

（4）短期内出现肿瘤广泛转移。

（5）短期内，不明原因出现睡眠障碍、食欲下降。

（6）肿瘤分化程度差，恶性程度高。

（7）不良预后的基因标志物阳性。

二、不失时机攻邪

恶性肿瘤早期，因其邪毒炽盛，治疗主要立足于攻，“邪去则正安”，只要机体能够承受攻法治疗，就应当攻。而此处的攻法，不仅仅局限于张子和的“汗”“吐”“下”三法。从中医理论来讲，手术、放疗、化疗、热疗均能够遏制肿瘤的生长、扩散和转移，能直折其势，均属于攻法的范畴。但这些攻法，较中医的“汗、吐、下、清热、解毒、行气、活血”等法更为峻烈，因其在遏制肿瘤的同时，对人体的气血津液也造成了直接损伤。

手术可以切除肿瘤病灶，直接祛除耗伤人体的有形肿块，但同时也直接损伤气血。

放疗在灼伤、杀死肿瘤细胞的同时，也能够损伤人体正常的细胞，并且大热，能够极大地耗伤人体阴津，造成气阴两伤，更甚者，血败肉腐，发为痈疡。

化疗在遏制肿瘤生长的同时耗伤人体的气血，西医学中所谓的骨髓抑制、免疫功能低下、消化功能障碍等放、化疗毒副反应，属于中医学脾肾功能失调的范畴。

以上三种西医学治疗肿瘤的常规手段，较中药中的“下品”，毒性更为剧烈。但正是这种毒性，起到了以毒攻毒的作用，可以遏制恶性肿瘤的生长和发展。只要正气不虚，而又毒邪炽盛，均可用攻法治疗，达到邪去正安的目的。

三、重视“以补为守”

正气不足，尽管毒邪炽盛，也要慎重攻邪。激进的切除手术、化疗、放疗的确能够最大限度地祛除肿瘤病灶、杀死肿瘤细胞，但毕竟肿瘤生长在人体之中，在切除病灶、杀死肿瘤细胞的同时，人体的正气也受到损伤和打击。如果患者正气不足，西医治疗应用失当，严重克伐正气，可导致正脱精竭、正气不存、阴阳离决的严重局面。

由此可见，在毒邪炽盛、正气不足的情况下仍要以扶正为主。“邪之所凑，其气必虚”，机体之所以产生肿瘤，是因为正气不足，形成了促使肿瘤生长的环境。扶正后，从根本上改变了肿瘤赖以存在的内环境，激发了自身的抗邪能力，达到了“正盛邪自去”的目的。

四、强调“攻补结合”

攻邪扶正要不失时机，有所侧重，且在临床实际应用中，攻与补不能截然分开，而是要有机结合。

在围西医治疗期（手术前后，化疗、放疗的前、中、后）均可以用补法扶助正气，以使机体能够承受攻伐，减轻放、化疗的副作用，即所谓的“减毒增效”作用。

在机体虚弱，不能手术及放、化疗时，就以辅助正气为主，兼以攻邪，待正气旺盛后，再争取全力攻邪。

五、癌症期待疗法

正气虚弱或高龄患者出现新的病灶，如果其存在的部位对患者的生命及身体功能不带来严峻的威胁，且肿瘤在相对稳定的情况下，不应采取激进的攻邪疗法（如放疗、化疗），以免提前刺激产生大量的耐药细胞株，最终导致无法治疗的局面。

如果新出现的病灶进展较快，且在短期内产生明显的症状或直接威胁生命，那么应该采取多种方法（首选射频、氩氦刀、局部手术等零级动力学杀伤的治疗手段，次选放疗及化疗等一级动力学杀伤手段），其目的是在尽可能避免耐药细胞株大量出现的前提下控制病灶发展，待病灶快速发展的势头得到抑制后，再用中医扶正与祛邪相结合的治疗方法以长期维持。

第三十三话　肿瘤的攻防时机

正邪相争始终贯穿于恶性肿瘤的发生、发展、复发、转移的全过程，也就是说，人之所以得癌症，与其内在的正气相对不足，不能有效抑制癌细胞有着密切的关系。既然人体不能依靠自身的力量去控制癌症的发生和发展，就必须借助于外部的力量。目前，治疗癌症的主要策略无外乎两大类：一是应用攻击（祛邪）方法直接杀伤癌细胞；二是应用防御（扶正）手段，通过提高机体的免疫力，增强人体各系统的生理功能，从而有效抑制癌细胞的发展。问题是，我们如何掌握攻击与防御的适宜时机？也就是说，我们怎样把握以攻击为主还是以防御为主的分寸。

总的来说，不同理念指导下的抗肿瘤疗效各不相同，甚至截然相反。

一、早期病例

（一）彻底摧毁

早期癌症患者，其肿瘤局限于身体的某个部位，肿瘤体积小且未能形成向周围的组织侵犯或远处转移，而且重要的脏器功能、患者的体质状况都基本正常。对于这部分患者，短期内应用较为剧烈的攻击疗法以期彻底杀灭肿瘤细胞，是可行的。例如，一个Ⅰ期乳腺癌患者，其一般身体状况良好，在肿瘤得到明确诊断后及时进行根治手术，彻底清除肿瘤病灶，此后进行一段时间的中医药疗法的调理，既清除了癌细胞，又可使其在短期内最大程度地从手术的损伤中恢复过来，最终获得完全的康复。

（二）画蛇添足

在肿瘤的治疗过程中，因顾忌肿瘤的复发和转移，过分地采用一些其实并无必要的攻击疗法，则会对患者的身体造成过度的伤害。同样以上述的I期乳腺癌为例，如果我们采取术前放疗、应用激进的根治手术方式（不保留胸大肌、胸小肌，从而加大伤口愈合的难度）、术后再进行放疗或化疗的方法，这样的治疗便是过度治疗，不仅增加了患者的痛苦，而且对防止肿瘤的复发和转移并无益处。

二、中晚期病例

（一）同归于尽

中晚期癌症患者，其肿瘤体积大且存在较为广泛的周围组织侵犯和远隔脏器的转移，而且由于肿瘤的巨大消耗，使得机体的免疫功能、各重要脏器的功能以及一般的体质状况处于不正常的状态。此时若要达到彻底消灭癌细胞的目的，必须长时间反复应用剧烈的攻击疗法，而患者的身体状况却不能承受这种在理论上成立的抗肿瘤治疗。盲目应用攻击治疗的后果是：肿瘤杀伤的疗效不明显，而患者的病情进一步恶化。既往在这方面有过惨痛的教训。

在肿瘤学科发展的初期，人们普遍认为癌症是一个以局部病灶发展为主要矛盾的恶性疾病，因此，所谓的“根治术”“超根治术”“根治性放疗”“根治性化疗”等名词术语广泛流行，扩大手术范围、提高放疗或化疗的剂量似乎成为提高治疗肿瘤疗效的唯一办法。而且衡量抗肿瘤疗效的指标十分单一，即是否能够达到彻底清除肿瘤病灶。在上述思想的指导下，“只见树木不见森林”的盲目攻击，导致了部分晚期患者的病情恶化甚至死亡。笔者在工作初期曾遇到一晚期肺癌合并胸水的病例，该患者一般身体状况不是很好且有冠心病史，不适合全身化疗，最初应用免疫疗法、局部抽胸水并进行胸腔化疗以及中医药调理的综合治疗方法，结果肺内原发病灶在 3 年内未见明显增大，胸水得到明显的控制。然而，3 年后的一次 X 线检查发现肺内病灶较前稍有增大，患者及家属竭力要求应用化疗以期控制病灶的发展，而此时患者的一般身体状况并不是很好，也就是勉强能够接受那些对心脏影响不是很大的化疗方案，于是进行了 2 个周期的化疗。化疗后，患者的肿瘤病灶无明显的缩小，但是身体状况发生急剧的恶化，胸闷、呼吸困难等症状明显加重，出现明显的肺部感染，不到 1 个月，患者便去世了。由此可见，在患者身体状况不佳、体内肿瘤优势相对较大的情况下应用祛邪攻击法，有可能出现癌细胞与患者生命同归于尽的治疗结果。

（二）与狼共舞

对于晚期病例，当意识到应用目前的医学方法还不可能彻底治愈这一客观的事实，与其是奋力搏斗、两败俱伤，倒不如来一个“与狼共舞”、和平相处。

临床治疗中许多肺癌患者绝大多数已属中晚期，应用目前的治疗方法已经不可能完全杀灭肿瘤细胞，而且由于肿瘤的长时间消耗，患者的体质往往很差，无法耐受攻击疗法的进一步打击。在这种情况下，选择免疫、中医药以及气功锻炼等一系列提高患病机体对肿瘤细胞防御能力的治疗方法，既可在一定程度上抑制肿瘤病灶的发展，又不至于对患者的正常生理功能带来太多的损伤；当患者的身体素质有较为明显的改善时，再辅以短时间、小剂量的放疗或者化疗，这种以防御为主，辅以攻击的晚期肿瘤治疗策略，能够在抑制肿瘤发展的同时减轻症状，延长生命，虽然肿瘤未能完全消失，但是患者还是能够在保证生活质量的基础上维持生命。

由此可见，在肿瘤治疗过程中准确掌握攻击与防御的时机，是获得疗效的关键。

三、攻击与防御的基本前提

（一）攻击癌症的基本前提

患者的一般身体状况以及营养状况较好，KPS 评分在 60 分以上。

心脏、肝脏、肾脏等重要脏器的功能良好。

血常规正常：白细胞计数 $>4.0\times10^{9}/L$，血小板总数 $>100\times10^{9}/L$。

肿瘤细胞对所选用的攻击疗法有一定的敏感性。

攻击疗法宜短期、间歇应用。

（二）防御癌症的时机

与攻击疗法同时应用，保护正气。

在2次攻击疗法的间歇期应用，以使正气重新恢复。

晚期患者，正气亏虚明显，应以扶正为主。

攻击疗法结束后，应用以扶正为主的方法进行长期调理，以防止肿瘤的复发、转移。

防御疗法可长期、连续应用。

第三十四话 肺癌治疗初探

一、用药思路

（一）肺癌主方

生黄芪30g，防风10g，炒白术10g，太子参30g，龙葵30g，白英30g，木鳖子10g，夏枯草30g，海藻30g，甘草10g。

（二）加味

失眠：首乌藤30g，柏子仁15g，炒酸枣仁30g，五味子15g，生龙骨30g，生牡蛎30g，黄连10g。

胸闷：全瓜蒌30g，薤白20g。

咳嗽：杏仁10g，前胡10g，川贝母10g，枇杷叶15g，浙贝母30g。

咯血：仙鹤草30g，墨旱莲20g，血余炭10g，三七6g，阿胶珠10g。

便秘：生大黄20g，枸杞子15g，枳壳10g。

肺热：鱼腥草30g，黄芩10g，败酱草15g。

热痰：猫爪草20g，天竺黄10g，芦根30g，草河车15g，竹茹30g。

寒痰：白芥子10g，半夏10g。

瘀滞：土鳖虫10g，莪术10g，水蛭3g，川芎20g。

络脉不通：桂枝10g，炮山甲15g，地龙10g，全蝎5g。

纳差：焦三仙30g，生谷芽30g，鸡内金30g。

脾虚：砂仁10g，山药30g，益智仁20g。

痰核：夏枯草30g，猫爪草20g。

肝郁：柴胡10g，玫瑰花10g。

湿盛：藿香10g，苍术10g，猪苓15g。

阴虚：熟地黄50g，龟甲30g，麦冬15g，女贞子15g，盐知母10g，牡丹皮10g，北沙参30g。

阳虚：补骨脂30g，蜈蚣3条，巴戟天30g。

肝气犯肺：旋覆花10g，代赭石30g，白芍药30g，珍珠母30g。

鳞癌：紫草根15g，山豆根10g，草河车15g，重楼15g。

腺癌：菝葜30g，山慈菇10g，川贝母10g。

二、治疗关键

（一）重视脾肾，固本为主

脾主运化，为气血生化之源；肾主藏精，以濡养五脏。脾肾两脏，是人体之本元，是先、后天之本。故治疗中，尤其要顾护脾肾，使得气血生化有源，精有所藏，五脏才得以濡养，治疗才能达到较好的效果。常用药有补气血药、补肾填精药，如黄芪、太子参、茯苓、白术、首乌藤、鸡血藤、北沙参、麦冬、五味子、当归、生地黄、熟地黄、枸杞子、女贞子、桑寄生、巴戟天。

《素问·玉机真脏论》指出："五脏者皆禀气于胃，胃者五脏之本也。"李东垣进一步指出："真气又名元气，乃先身生之精气也，非胃气不能滋之。"均说明脾胃在人体中具有重要作用。在治疗中，攻邪法可损伤胃气，所以在用药时，也当重视护胃，助胃消食。常用药物有鸡内金、焦三仙、砂仁、神曲、法半夏、藿香、佩兰等。

（二）清热解毒，攻伐有力

恶性肿瘤毒邪炽盛，易化热化火，耗伤气阴，非苦寒之味不能折其势，故在用药中多加入清热解毒药，以遏制肿瘤。常用药物有木鳖子、黄药子、龙葵、白英、藤梨根、石上柏、蛇莓、白花蛇舌草、黄芩、败酱草、草河车等。

（三）活血化瘀，入络搜邪

肿瘤为气滞痰凝血瘀而成，《灵枢·百病始生》指出："凝血蕴里而不散……著而不去，而积皆成矣。"王清任指出："结块者，必有形之血也。血受寒则凝结成块，血受热则煎熬成块。"在治疗时，多用行气活血化瘀之品，如川芎、郁金、姜黄、香附、莪术、当归、全瓜蒌、鱼腥草、海藻、浙贝母、夏枯草、僵蚕、生牡蛎。

久病入络，久病在血，故恶性肿瘤多邪毒深入在里，一般的行气活血药物难以奏效，故此时多加入虫类药物。《临证指南医案》谓："藉虫蚁血中搜逐，以攻通邪结。""每取虫蚁迅速……血无凝著，气可宣通。"常用药有蜈蚣、全蝎、土鳖虫、露蜂房、水蛭、地龙等。

第三十五话　产后身痛的治疗

郭某，女，24岁。

初诊日期：2010年4月15日。

主诉：腰背酸痛4月余。

现病史：患者因产后不慎受寒后引起腰背酸痛，曾在他院治疗，未见好转。现又出现下肢酸痛，足跟痛，畏风怕冷，时自汗出，心烦。余无特殊不适。纳可，眠可，二便调。舌质淡红，苔薄白，脉弦。

既往史：既往体健，无特殊病史。

过敏史：否认药物、食物过敏史。

体格检查：未见明显异常。

辅助检查：(-)。

中医诊断：产后身痛。

证候诊断：风寒入里，经络不通。

西医诊断：产褥期关节痛。

治法：温阳祛寒，通经止痛。

处方：黄芪桂枝五物汤加减。

炙黄芪 15g　桂枝 9g　白芍 9g　羌活 6g
法半夏 10g　柴胡 10g　生龙骨 15g　生牡蛎 15g
续断 25g　桑寄生 30g　全蝎 5g　巴戟天 10g

疗效：14 剂告愈。

产后身痛以肢体关节酸楚、疼痛、麻木、重着、畏风恶寒，关节活动不利，甚则关节肿胀为主要临床表现。对于疼痛的认识，中医学理论历来认为它与人体经脉气血的盛衰与否、流畅关系密切相关，妇人在产后发生疼痛为主的病证正是和妇女这一时期的生理特点有关。有关本病的论述，最早见于唐代《经效产宝·产后中风方论》，指出其因“产伤动血气，风邪乘之”所致。产后身痛首见于宋代《产育宝庆集》“产后遍身疼痛”，该书并指出本病的病因为气弱血滞。清代《医宗金鉴·妇科心法要诀》概括本病的病因主要有血虚、外感与血瘀。《沈氏女科辑要笺正》根据产后多虚多瘀的特点进一步指出，本病的治疗当以“养血为主，稍参宣络，不可峻投风药”。

产后身痛多因产时产后失血过多，产褥期起居不慎，当风感寒，居住环境潮湿阴冷等引发，主要是产后营血亏虚，经脉失养或风寒湿邪乘虚而入，稽留关节、经络所致，故而治以养血为主。纵有外感，也不可峻投风药，临证大多以补益气血兼祛外邪进行调治。黄芪桂枝五物汤加减，疗效显著。

该患者系产后元气虚损，气血不足，卫阳不固，腠理不密，起居不慎，风寒之邪乘虚而入，留滞经络关节，气血受损，痹阻不通。治宜温阳益气、托邪外出，以黄芪桂枝五物汤为基础方加减应用。方中炙黄芪、桂枝、续断、巴戟天温阳益气，羌活、柴胡解表祛邪，生龙骨、生牡蛎敛汗除烦。诸药合用，共奏良效。

本病当以预防为主，注意产褥期的护理，要嘱患者慎起居，避风寒，注意保暖，避免居住在寒冷潮湿的环境中；加强营养，增强体质，适当活动，保持心情舒畅。

本病的治疗亦可用隔姜灸以温通血脉、散寒除湿而促进气血运行，疗效亦佳。